한약의 혁명,

맑은 한약

한약의 혁명,

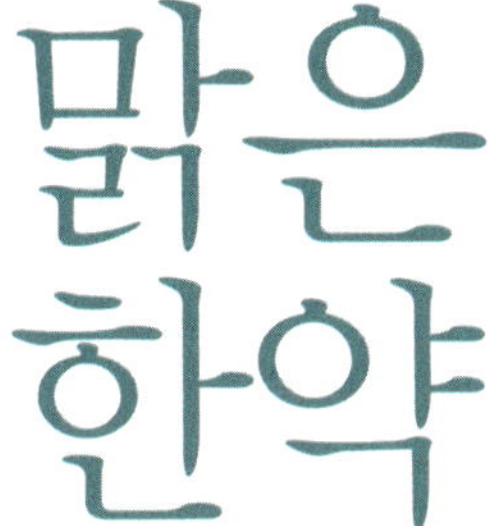

맑은 한약

아이엔여기한의원 공동집필

채기원 외 14명

조창인   이권세
이정언   송현종
유용우   신인식
유우종   김수경
김준범   황지모
김종승   강승준
박응식   박선아

book*in*

■ 서문

한의학의 세계화,
맑은한약이 앞장서길 기대하며

맑은한약을 처음 연구하기 시작한 건 1997년이었다. 어느덧 16년이란 시간이 흘렀고, 지금은 우리가 개발한 맑은한약을 아이엔여기한의원을 비롯하여 많은 한의원에서 사용하고 있다. 무엇보다도 한약이라면 질색을 하던 아이들이 물을 마시듯 즐겁게 맑은한약을 복용하고 아픈 증상이 없어지는 걸 보면서 보람을 느낀다. 효과는 뛰어나면서도 물처럼 맑고 쓴맛도 나지 않으면서 냄새도 없는 한약을 만들어내기까지 나를 비롯하여 동료 한의사였던 이정언, 유용우, 박소현 원장 등은 연구를 하면서 숱한 밤을 새웠고, 우리가 원하던 대로 결과가 나오지 않을 때에는 좌절을 하기도 했었다. 그러면서도 우리는 누구 하나 포기라는 단어를 입에 올리지 않았다. 아이들에게 먹기 쉬운 한약, 비위가 약한 사람이나 임산부에게 잘 맞는 한약의 개발은 우리가 아니더라도 누군가는 해내야 할 일이라고 생각했기 때문이다.

옛날에는 아무리 쓴 약이라도 효과가 좋다면 감수하고 먹을 수 있었다. 한약을 접하는 것조차 쉽지 않은 환경에서 쓴맛, 단맛을 따질 형편이 아니었다. 그런데 지금은 무엇을 먹느냐보다는 어떻게 잘 먹느냐에 주목하는 시대이다. 삶의 질이 그 만큼 중요해진 것이다. 의학 기술을 비롯한 의료 환경의 변화도 환자의 치료뿐만 아니라 환자의 정서까지도 고려하여 개선되고 있다. 특히 지금 시대를 살고 있는 아이들과 앞으로 태어날 아이들의 문화수준과 생활방식을 내다볼 때 기존의 쓰디쓴 한약을 무조건 강요할 수만은 없었다. 김치도 잘 먹지 않는 아이들이 점점 늘어나고 있는 마당에 세월이 흐를수록 쓴 한약의 입지가 줄어들 것은 분명했다. 더욱이 한의학의 세계화는 한약의 세계화와 다른 말이 아니다. 우리나라의 아이들조차 한약을 먹기 싫어하는 터에 패스트푸드에 길들여져 있는 외국인들에게 쓴 한약은 치료 효과를 떠나서 그 특성만으로도 반감을 줄 수 있었다.

치료 효과가 아무리 좋아도 아이들을 포함하여 환자들이 잘 먹지 못한다면 결국 그 효과라는 게 무슨 소용이겠는가. 그렇다고 한약을 먹을 때마다 먹는 사람이 스트레스를 받는다면 이 또한 한약의 단점일 수 있다. 다행히 우리의 노력이 헛되지 않아서 증류법을 활용하여 우리가 원하는 조건과 약효를 지닌 증류한약을 개발해낼 수 있었다. 우리는 이 한약이 물과 같이 맑고 아무 맛도 없으며 냄새도 나지 않는다는 의미에서 '맑은한약'이라고 부르게 되었다.

특히 기존의 한방 약제에 비해서 소화흡수가 월등히 빠르고 뛰어나면서 기존의 한약을 복용하면 나타날 수도 있는 소화기 장애를 완벽히 해결하고 있다. 맑은한약은 단지 먹기 좋게만 만들어진 한약이 아니라 약효에 있어서도 매우 이상적이고 약의 본질에 가깝다는 것이 여러 연구 결과를 통해서 검증되었다. 그 동안의 임상을 통해서 아이들의 기체증으로 인해 나타날 수 있는 소화기 장애, 감기, 천식, 비염, 아토피, 경기, 경련, 야뇨증뿐만 아니라 비만을 개선해주고 골 성장을 촉진시키며 면역력을 강화시키는 데에도 매우 탁월하다는 사실이 여러 연구를 통해서도 입증되었다.

맑은한약은 남녀노소 모두에게 전혀 거부감 없이 물처럼 먹을 수 있도록 만들어졌다. 전적으로 환자를 위해 만들어진 '꿈의 한약'이자 '가장 이상적인 한약'인 셈이다. 지금까지 어떤 한약도 맑은한약만큼 복용이 쉬운 예가 없었다. 따라서 이 맑은한약이야말로 세계인의 입맛에도 딱 맞는 최적의 한약이라고 자신한다. 한의학의 세계화, 한약의 세계화에 즈음하여 우리의 맑은한약이 선두에 서서 한약의 우수성과 편리성을 보여주기를 기대해본다.

2013년 4월

채기원

■ 추천사

맑은한약이
21세기 한의학의 새바람 일으키길

심범상

경희대학교 한의과대학 병리학 교실 부교수

한의학과 한약은 오랜 세월을 거치면서 임상을 통해 유효성과 안전성을 거듭 확인해 왔다. 서양의학에 뿌리를 둔 현대의학이 매우 높은 수준에 이르렀다 하더라도 한의학이 추구하는 자연치유능력 증진을 통한 회복과 치료의 개념을 부정할 수는 없을 것이다. 더욱이 현재에 이르기까지 한의학은 전통의학을 계승하는 것에 만족하지 않고 끊임없이 연구하고 변화해 왔다는 사실을 간과하면 안 된다. 이 책의 제목이기도 한 맑은한약은 그런 한의학의 현대적 변화를 극명하게 보여주는 실체인 셈이다.

맑은한약은, 장구한 역사를 갖고 전해 내려온 기존의 검고 쓴 한약을 증류법을 이용해 물처럼 투명하면서도 쓴맛이 없는 한약으로 만든 증류한약이다. 솔직히 맑은한약의 개발과 상용화를 바라보는 시각은 한의학계 내에서 양분되고 있는 게 사실이다. 수천 년의 역사를 이어온 기존의 검은 한약만이 '한약'이라는 이름을 가질 수 있다고 생각하는 원칙주의자들이 있는 반면에, 또 한편에서는 기존의 탕약이 갖고 있던 복용의 어려운 점들을 모두 해소하고 있는 맑은한약의 개발은 침체된 한의학계에 새바람을 일으킬 거라는 긍정적인 평가들을 갖고 있다. 그와 별개로 많은 사람들이 맑은한약의 개발이 시의적절하냐 아니냐를 떠나서 증류법으로 만들어진 맑은한약이 기존의 한약과 비교해 동일한 약효를 갖고 있느냐에 대한 의구심을 갖고 있다.

무엇이든 잘 모르는 부분에 대해선 이렇다 저렇다 말이 많을 수밖에 없다. 이 책은 맑은한약을 둘러싸고 사람들이 갖고 있는 그런 궁금증과 오해들을 불식시켜주고자 하는 노력도 엿보인다. 맑은한약은 여러 한의학 원전의 검토를 통해 증류한약의 단서를 찾고, 숱한 시행착오를 거쳐 증류방식의 개선과 처방 용량의 변경을 통해 유효성과 안전성, 복용상의 편의성 등 치료수단으로서 가져야 할 여러 요소들을 만족시키고 있다. 맑은한약의 치료 효과는 저자들만의 주장이 아니며 전문연구기관을 통해서 객관적으로 인정받은 내용이기도 하다. 또한 무엇보다도 맑은한약을 임상에서 15년 이상 처방해오면서 얻어낸 우수한 치료 결과들은 맑은한약의 뛰어난 약효를 보여주고 있는 실례들이다. 이 책에서는 그런 점들을 매우 자세하고 친절하게 설명하고 입증해 보이고 있다.

책의 1부에서는 맑은한약의 개발 동기와 과정, 성과들을 소개하고 있다면, 2부에서는 약식동원(藥食同源)으로서의 음식의 중요성을 설명하면서 어떤 음식들을 어떻게 먹어야 하는가에 대하여 보여 주고 있다. 특히 임산부들이 음식을 가려먹어야 하는 이유에 대해 설명한 부분들은 현재 임산부인 분들과 앞으로 임산부가 될 분이라면 꼭 읽기를 권한다. 그리고 3부에서는 저자들의 질병 치료를 위한 철학과 임상적 성과 사례들을 소개하고 있다. 물처럼 맑으면서 한약 특유의 냄새도 나지 않고 쓴맛도 없으면서 약

효는 기존의 한약과 동일한 이 맑은한약은 이 책의 제목처럼 한의학계의
혁명과도 같은 일임에 틀림없다. 혁명이 혁명으로만 그치지 않고 한의학계
에 새바람을 일으키게 되기를 기대해 본다.

맑은한약 그리고 식이요법과의 만남

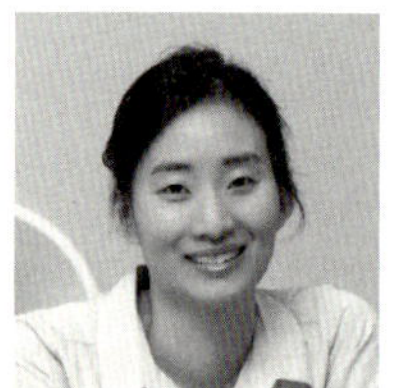

김수경

아이엔여기한의원 화정점 원장
대구한의대학교 한의학과 졸업
'건강한 아이를 위한 여한의사회' 총무

『병 안 걸리고 사는 법』의 저자이자 유명한 외과의사인 신야 히로미는 세계 최초로 대장 내시경 삽입법을 고안해 개복수술을 하지 않고 대장의 폴립을 절제해 학계에 큰 공헌을 한 인물이다. 그는, 자신이 수술을 완벽하게 해주었다고 생각한 환자들 중 상당수가 5년 후에 재발이 되거나 사망하는 걸 보면서 회의와 한계를 느끼게 되었다. 식습관이 함께 개선되지 않았기 때문이라는 사실을 깨닫고 외과의사이지만 내과적인 공부와 식이요법을 배워 환자들에게 적용한 결과 재발률 0%의 변화를 경험할 수 있었다.

신야 히로미뿐만 아니라 의사라면 누구나 환자를 재발 없는 완치에 이르게 하고 싶어 한다. 그러나 아무리 명의라 한들 질병의 발생과 재발은 어느 하나의 요인에서만 오는 것이 아니기 때문에 의사의 의지만 가지고선 안 되는 일이다.

나는 2010년에 교통사고를 당했었다. 내리막길에서 커브를 돌아내려오면 횡단보도가 있는 길이었는데, 포클레인을 실은 화물차가 내리막길에서 커브를 돌자마자 브레이크를 밟았음에도 작동되지 않아 5중 추돌 사고가 일어났던 것이다. 그때 내 차도 그곳에 정차해 있던 중에 사고를 당하게 되었다. 순식간에 일어난 일이었다. 허리에 충격이 오고 이어서 고관절 쪽으로 "찌이익!" 하면서 어긋날 때의 고통은 지금 다시 생각해도 여전히 끔찍하기만 하다.

그 일로 디스크가 탈출되어서 5분 이상 앉아 있기도, 20분 이상 걷기도 힘들었다. 허리쪽 통증과 다리 저림은 24시간 계속되었다. 6개월간 치료를 받았지만 오래 앉아 있거나 걸어다니는 건 여전히 어려운 상태였다. 이런 증상을 잘 고친다는 병원과 한의원을 다녀보기도 했지만 개선되질 않았다. 심지어 마사지 요법과 요가 요법으로 치료를 받아 보았지만 모두 일시적인 효과만 있을 뿐 중단하면 바로 통증이 찾아왔다.

몸이 불편하니 점점 활동 반경이 좁아졌다. 아침에 일어나면 가장 먼저 드는 생각이 '오늘은 또 얼마나 아플까?' 하는 거였다. 장시간 차를 타거나 걸어야 할 일이 생기면 피하게 되었다. 치료가 안 된다면 증상을 완화시키는 것에 관심을 갖고 살아가는 수밖에 없다는 생각에 마음이 무거웠다. 그러던 중, 지인을 통해 아이엔여기한의원을 알게 되어 이곳에서 개발한 맑은한약과 독특한 식이요법을 접하게 되었다. 처음에 맑은한약을 접했을 때는 물처럼 생긴 이 약이 무슨 효과가 있을까 의구심이 들었었다. 그러나 맑은한약은 특정 증상의 개선에만 그치는 것이 아니라 몸 구석구석의 노폐물을 제거하여 기 순환이 원활해지고 몸 전체가 좋아져서 병을 낫게 한다는 것을 내가 직접 먹어 보면서 확인할 수 있었다. 이제 맑은한약에 대한 의구심은 믿음으로 변해서 나를 지켜주는 방패이자 환자를 치료하는 무기가 되었다.

아이엔여기한의원에서 제안하는 식이요법은 노폐물을 제거하고 몸의 각 세포들이 제 기능을 하기 위한 최선의 식단이었다. 물론 각 개인의 상황과 체질에 따라 조금씩 차이가 있기는 하다. 내 경우엔, 돼지고기와 오리고기로 단백질과 필수지방산을 섭취하였고 미네랄과 비타민을 보충하는 익힌 채소 그리고 소량의 밥을 끼니마다 챙겨 먹었다. 또한 과도한 탄수화물 섭취는 소비되지 못하고 노폐물을 만들고, 식품첨가물이나 변성된 지방 등도 노폐물로 남아서 체내 기체증을 일으킬 수 있으므로 이런 음식들은 되도록 피하였다. 1년 6개월 동안 꾸준히 식이요법을 실천하였다. 다소 긴 시간이라고 생각할 수도 있겠지만 몸이 아프거나 통증에 시달려 본 사람들은 안다. 아침에 눈을 떴을 때 몸이 가뿐해서 하루를 기분 좋게 시작할 수만 있다면 그 시간들은 결코 긴 게 아니라는 것을.

극심한 허리 통증으로 다시는 진료를 하지 못할 수도 있고, 일상에서 뛰거나 걷는 것조차 힘든 삶을 보낼 수도 있겠다고 절망했던 날들도 있었지만 지금은 몸과 마음이 모두 평안해져서 다시 환자를 치료할 수 있게 되었다. 내가 아이엔여기한의원의 이름으로 한의원을 열게 된 건 이런 변화를 직접 겪었기 때문이다. 이번 일을 통해 내가 다시 한 번 깨달은 건 치료와 식이요법과 운동이 병행될 때, 완치라는 개념에 더 가까이 접근할 수 있다는 것이다. 이 세 가지가 조화롭게 이루어져서 노폐물이 없는 깨끗한 몸을 만들고 그런 후에 자생력을 기르는 과정을 거치면 내기(內氣)가 비로소 생(生)할 수 있다고 확신한다. 그러한 몸은 여성으로서 건강한 아이를 잉태하고 키울 수 있는 근본이 되기도 한다. 그래서 지금 나는 건강한 엄마가 되기 위해 요즘도 맑은한약과 식이요법, 간단한 운동을 실천하면서 행복한 가정을 꾸릴 준비를 하고 있다.

■ 맑은한약 체험기 2

맑은한약으로
딸의 레녹스가스토증후군을 치료하다

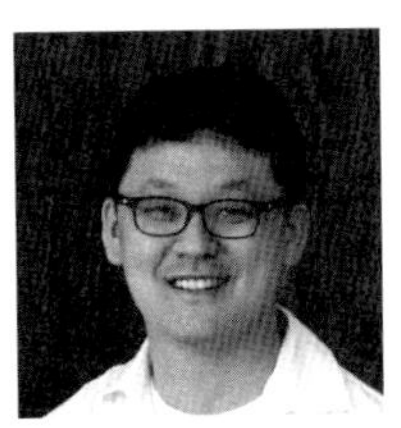

신인식

아이엔여기한의원 도봉점 원장
경희대학교 한의과대학 졸업
한방증류제형학회 정회원

내 딸은 생후 30개월 무렵에 레녹스가스토증후군(Lennox-Gastaut syndrom)이라는 희귀난치성 간질 판정을 받았었다. 간질의 종류 중에서 가장 예후가 좋지 않은 간질이라는 의사의 말을 듣고 인터넷을 검색해 보니 생각보다 훨씬 심각한 내용들이 많았다. 만 3세를 전후로 원인을 알 수 없는 경련이 시작되어 평생 지속되고 발달장애와 자폐, 정신지체 등이 동반될 수 있으며 약으로 조절되지 않는 간질이라는 것이었다.

딸아이는 두 돌이 지날 무렵부터 눈에 띄게 산만해지더니 타인과의 교감이나 소통에 어려움이 생기기 시작했다. 다른 아이들에 비해 많이 늦은 편인가 생각했는데, 점점 아이의 증상이 심해지고 있었다. 어떤 날은 하루에도 4~5번씩 갑자기 고개를 아래로 툭 떨어뜨리면서 몸이 축 늘어져 엉덩방아를 찧고 다시 일어났다가, 또 축 늘어지며 바닥에 떨어지는 식의 경기를 반복하였다. 그러다가 점차 횟수가 늘어 하루에 그런 일이 15~20회나 되었다. 딸아이가 머리를 바닥에 떨어뜨리고 바닥에 나뒹굴 때마다 이마와 뒤통수, 턱 여기저기에 상처가 나고 멍이 들었다.

경기가 심해지면서 아이는 그나마 몇 마디 할 수 있던 말들도 점점 줄어들어 나중에는 하루에 쓰는 말이 "엄마" 정도였다. 신체 발달 상태도 나빠져서 퇴행하는 모습을 보여 주었다. 답답한 마음에 생후 32개월이 되었을 무렵 발달 검사를 시켜보니 발달 지체가 심해서 8개월 수준의 발달 상태와 자폐 스펙트럼이란 결과가 나왔다. 병원에서는 수술을 권하였다.

현재 양방의 간질 치료는 약물, 케톤 식이요법, 수술 이 세 가지 방법으로 이루어지고 있다고 한다. 그런데 치료 경험이 풍부한 담당의사마저도 우리 아이의 경우는 여러 가지 약으로 조절이 안 되고 있고 부작용 위험이 있어서 케톤 식이요법도 효과적이지 않을 거라고 했다. 그러니 뇌에 특별한 병소는 없지만 간질파가 나오는 부위를 잘라내어 경기를 줄여보자는 의견이었다.

딸의 경우는 오른쪽 전두엽 일부분을 잘라내야 하는데, 그나마 경기가 줄어들 확률이 50~60%라고 했다. 수술 자체도 희망적이지 않았다. 수술 전 검사인 뇌파 검사, PET 검사, MEG 검사 등등 다양한 검사가 이루어졌지만, 간질파가 나오는 부위가 한 곳이 아니라 뇌 전체로 나와서 수술에 대한 기대감도 없었다.

절망하며 괴로워하는 아내를 보면서 한의사인 나는 답답함과 미안함 때문에 마음이 한없이 무겁고 괴로웠다. 아이를 보고 있자면 걱정과 안타까운 마음에 함께 죽을까 하는 극단적인 생각까지 들었었고 그러다가 아무것도 모르는 아이의 맑고 순수한 눈동자를 들여다보면 내 자신이 한없이 부끄러워졌다. 그럴 즈음 아내가 인터넷의 친목 카페 회원으로부터 아이엔여기한의원을 소개받았다. 딸아이와 같은 증상으로 고생하던 아이들 5명이 이곳의 맑은한약을 먹고 모두 나았다고 했다. 그 무렵 한의원을 수소문하지 않은 건 아니었지만 실제로 나았다는 사례를 확인할 수 없어서 한방적 치료에 확신이 없었다. 그런데 아이엔여기한의원에선 5명이나 치료되었다고 하니 망설일 이유가 없었다. 딸을 데리고 당장 달려갔다.

원장님께서는 '기체증'이라는 간단하지만 명쾌한 설명으로 아이의 문제점을 짚어 주셨다. 더욱이 아이가 나을 수 있다는 말씀을 해주어서 그것만으로도 희망이 되었다. 실낱 같은 기대를 갖고 수술이라도 해보려던 계획을 접고 맑은한약과 식이요법 치료를 해보기로 하였다. 맑은한약은 냄새나 맛이 강하지 않아 다행히 아이가 잘 먹었다. 한약을 먹이는 것은 문제가 되지 않았는데 양방 병원에서 처방 받은 경기약을 먹이는 게 힘들었다. 아이가 질색을 하면서 거부반응을 보일 때마다 양약은 먹이지 않아도 되지 않을까 망설여졌다. 그때 아이 엄마가 주변의 만류에도 불구하고 단호하게 양약을 중단하였다.

한약을 먹인 지 첫 2주 동안은 경기의 양상은 비슷했지만 양약을 끊어서인지 아이의 정신이 좀 맑아지는지 차츰 제 엄마에게 업혀 있는 시간이 줄어들기 시작했다. 그리고 원장님 말씀대로 콧물이 많이 나오기 시작하고 미열이 났다. 치료의 고비는 약을 두 번째 먹일 때부터였다. 아이가 갑자기 전에 없이 대발작을 하는 것이었다. 주변에서는 경기약을 다시 먹이라고 성화를 했다. 그래도 치료를 원점으로 돌리고 싶지 않아서 아이를 끌어안고 눈물을 참아냈다. 다른 아이들도 좋아졌다고 하니 딸아이도 나아지는 과정에서 일어나는 변화라고 생각하고 맑은한약을 계속 먹였다.

실제로 대발작을 제외하곤 아이의 일상적인 컨디션이 분명하게 좋아지고 있었다. 대발작이 시작되면서 하루 20~30번이던 소발작은 4~5회로 줄어들었다. 치료를 시작하고 한 달쯤 지나자 잠이 들기 전에 한 번씩 대발작을 일으키는가 싶더니 두 달쯤 되자 경기가 사라졌다. 딸을 진료했던 담당 의사가 아이의 뇌파 검사 결과를 보더니 놀라워했다. 간질파가 실제로 줄 어들었다는 것이다. 경기가 없어지자 아이는 거짓말처럼 밝아져서 예전처 럼 잘 뛰어다니고 누가 시키지도 않았는데 노래도 흥얼거렸다. 그야말로 우리 부부에게 기적이 일어난 것이다.

경기가 사라졌기 때문에 예정되어 있던 수술은 보류하고 남은 치료를 위 해 석 달간 약을 더 먹였다. 그리고 한약 치료 5개월째에 다시 뇌파 검사 를 했더니 경기파라고 할 만한 게 뇌파에서 거의 보이지 않았다. '정상'이 었다. 정상이라니! 레녹스가스토증후군 판정을 받은 지 정확히 9개월 만의 일이었다.

이 글을 쓰고 있는 현재 아이는 출생 43개월에 들어섰고 경기를 하지 않 고 있다. 딸아이는 또래 아이들보다 발달이 느린 편이지만 다른 레녹스가 스토증후군 아이들에 비해선 발달 속도가 빠른 편이다. 이제는 두 단어를 붙여 말할 수도 있고 다른 사람과의 소통에 재미를 붙이고 있다. 어린이집 에서도 아이들과 잘 어울리지 못했는데 지금은 자기가 먼저 말을 건네기도 할 정도로 많이 달라졌다. 이렇게 아이가 좋아질 수 있는 방법을 포기하고 아이 머리에 칼을 댔다면 어땠을까 하는 생각에 가슴을 쓸어내리게 된다.

이런 기적 같은 변화를 만들어 준 맑은한약과 아이엔여기한의원에 다시 한 번 고마움을 전하고 싶다. 그리고 이런 치료법이 있다는 사실을 알려준 인터넷 카페 회원께도 감사 인사를 드리고 싶다. 이 후기를 쓰는 이유는 우 리 딸아이 같은 증상으로 고통을 받고 있는 부모들을 위해서이다. 그리고 내가 아이엔여기한의원 네트워크에 자신있게 합류할 수 있었던 건 아이엔 여기 팀과 맑은한약에 대해 믿음과 확신이 들었기 때문이다.

1997년부터 시작된
맑은한약의 약사(略史)

때는 바야흐로 1997년, 그 해에도 변함없이 아픈 사람들이 많았다. 몸이 괜찮으면 마음이 아프고, 마음이 괜찮으면 몸이 아프고, 몸이 아프다 보니 마음까지 병이 들고, 마음이 아프다 보니 몸까지 병이 들었다. 그러나 사람들의 문화수준과 생활환경이 향상될수록 행복에 대한 기대 수준도 올라가면서 삶의 질이 중요한 척도가 되었다. 몸이든 마음이든 아프면 누구든 자신이 행복하지 않다고 생각하게 된 것이다.

몇 년 전에 행복전도사로 불리던 한 유명 강사가 자살을 해서 사람들을 놀라게 한 일이 있었다. 그녀는 유서에서, 자신이 오랫동안 루푸스라는 질병에 시달리며 고통스런 날들을 보냈으며 더는 버틸 수가 없어서 세상을 떠나노라고 썼다. 행복은 이렇게 육체와 별개로 존재할 수 없다. 그래서 질병을 고친다거나 증상을 개선해 준다는 것은 곧, 행복으로 한 걸음 더 나아가게 하는 일이라고 할 수 있다. 몸이란 신체와 정신을 나눠서 말할 수 있는 게 아니다. 건강한 신체는 마음과 별개로 만들어지지 않고, 마음의 안녕

또한 몸의 건강과 별개로 만들어질 수 없다.

그래서 의사들은 한 사람의 환자라도 더 치료시켜 건강한 몸을 찾게 해주려고 하는 것이다. 우리가 맑은한약을 만들게 된 것도 이런 고민과 사명감에서 시작하였다. 아픈 아이들이 너무 많은데 기존의 한약에 대한 거부감이 심했다. 아마 기존의 한약을 아이들이 수월하게 잘 먹었다면 우리는 맑은한약을 개발하지 않았을 것이다. 왜냐하면 기존의 한약이 아이들의 병증을 치료하거나 면역력을 증강하는 데에 전혀 손색이 없기 때문이다. 그러나 아픈 아이들은 많은데 한약을 먹이는 데에 어려움이 있어서 아이들의 몸과 마음이 아플 때에 충분한 역할을 할 수 없었다. 물론 기존 한약에 대한 거부감은 비위가 약하고 예민한 현대인들에게도 거부감이 커지고 있었다.

이런 고민을 하던 채기원 원장, 유용우 원장, 이정언 원장, 박소현 원장은 아이들이 먹기 좋고 비위가 약한 사람들도 쉽게 먹을 수 있는 한약을 개발하자는 데에 의견을 모았다. 나름대로 한의학에 대한 열정과 치료 의지가 컸던 이들은 그때부터 새로운 한약 개발에 박차를 가하였다.

1997년 여름, 이들은 더위도 잊은 채 자주 모여서 토론을 하고 연구를 하였다. 주말이면 다른 일정을 포기한 채 한약 개발만 하였다. 이들은 여러 가능성을 연구한 끝에 증류한약을 만들어내기로 하였다. 이 증류법은 중국의 고전 한의학서에도 '노법(露法)'으로 소개되고 있는 한약 조제법이었다. 증류한약을 만들게 되면 냄새도 없고, 쓴맛도 나지 않아 이들이 원래 의도한 그대로의 한약을 만들어낼 수 있었다.

증류한약은 그러나 조제 과정이 결코 쉽지 않았다. 기존 한약이 가지고 있는 효과를 그대로 재현해내야 하기 때문이었다. 수많은 실험을 하면서 시행착오를 거치고 검증해야만 했다. 아이들이 먹기 편하기만 해서는 안 되고 기존의 한약과 동일한 효과 또는 그 이상의 효과를 나타내야 새로운 한약 개발의 의의가 있다고 생각했기 때문이다. 반 년 정도를 그렇게 시간을 보냈다. 누구 하나 불평 없이 그 힘겨운 시간들을 함께 하였고, 지칠 때마다 서로를 독려하며 힘이 되었다. 그렇게 해서 만들어낸 것이 맑은한약이었다.

그리고 1997년 12월, 드디어 맑은한약으로 첫 환자를 치료하게 되었다. 31세의 임신 8주였던 여성이었는데, 첫 임신의 기쁨을 만끽하기도 전에 임신 4주부터 시작된 입덧이 심해서 밥도 못 먹고 물도 못 마셔서 겨우 보리차로 버티다가 힘겹게 찾아왔다고 했다. 환자는 심각한 부인과 질환은 없었지만 월경 전후에 진통제를 복용하는 습관이 있었고, 평소 잦은 인스턴트 음식 섭취와 외식 식습관을 지니고 있었다.

그 환자에게 안태음과 지황백호탕 처방을 가감한 맑은한약을 처방하겠다고 하니 반신반의하는 표정이 역력했다. 한약이라면 으레 까맣고 쓴맛이 나야 하는 것으로만 알고 있던 터에 물과 같은 한약이라니 당연한 반응이었다. 그렇지만 본인의 입덧이 워낙 심해서 기존의 한약은 입에 댈 수도 없는 상황이니 맑은한약이라도 먹어볼 수밖에 없었다.

"이런 한약이 있다는 걸 처음 알았는데, 과연 이 물처럼 생긴 한약을 먹고 제가 나아질 수 있을까요?"

의구심을 완전히 떨쳐버리지 못한 채 맑은한약을 복용하기 시작한 그 환자는 차츰 입덧이 약해지다가 두 번의 처방약을 다 먹은 뒤에는 입덧이 완전히 멈추고 기력이 좋아지며 식욕까지 왕성해졌다. 매일 저녁 남편에게 맛있는 걸 사다 달라고 조를 정도가 되었다.

그리고 정상적으로 개월 수를 다 채워서 건강하게 아기를 출산할 수 있었다. 맑은한약은 이렇게 시작되어 이후로도 많은 연구를 통하여 발전하여

왔고 2013년 현재에 이르러서는 아픈 아이들과 비위가 약한 사람들이 전혀 거부감 없이 맑은한약을 복용한 뒤 건강해지고 있다. 맑은한약은 앞으로도 계속 발전할 것이다.

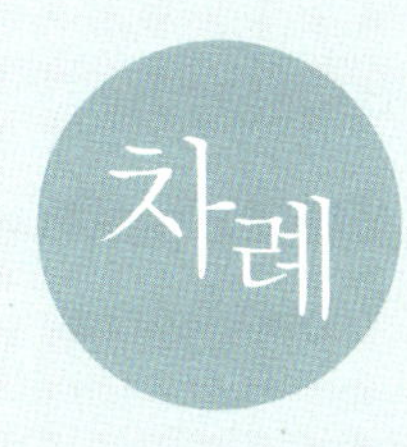

서문/ 한의학의 세계화, 맑은한약이 앞장서길 기대하며   4

추천사/ 맑은한약이 21세기 한의학의 새바람 일으키길   7

체험기 1/ 맑은한약 그리고 식이요법과의 만남   10

체험기 2/ 맑은한약으로 딸의 레녹스가스토증후군을 치료하다   13

프롤로그/ 1997년부터 시작된 맑은한약의 약사(略史)   17

1장 한약의 현대화, 맑은한약

한약, 왜 혁명이 필요한가   26

증류로 만들어진 것들과 증류한약   36

증류한약은 먹는 사람들을 위해 만들어졌다   45

증류한약의 제조법, 특허 등록과 내용   52

증류한약의 새 이름, 맑은한약   62

맑은한약은 체중 감소, 골성장, 면역력 증강에도 탁월하다   71

2장 식치(食治), 내가 먹는 음식이 나를 만든다

아이들, 한의학적 관점과 기체증(氣滯症)　82

아이들 건강, 수태에서 양육까지　91

임신부와 태아의 입은 하나이다　98

모유가 분유보다 항상 좋은 건 아니다　103

수승화강(水升火降)이 잘 되면 모든 것이 좋다　108

엄마가 불안하면 아기도 불안하다　114

필수지방산, 오리고기와 돼지고기　119

식물성 기름과 올리브오일　124

비만과 다이어트의 법칙들　130

운동 없이 건강도 없다　136

알고 먹어야 약이 되는 산삼, 인삼, 홍삼　144

맑은한약과 음식에 관한 Q & A　152

3장 맑은한약의 소아 치료 사례

기체증의 치료와 예방　160

사례 1-1 중등도 비만이었던 12살 남자아이　161

사례 1-2 임신중독증으로 고생한 적이 있던 고령 임신부　165

사례 2-1 아토피로 자주 울던 한 살 여자아이　169

사례 2-2 자다가 소변을 보던 9살 남자아이　173

사례 3-1 발달장애로 우울증까지 보이던 14살 남자아이　177

사례 3-2 습관성 유산으로 이혼 위기까지 갔던 30대 여성　179

사례 4 잦은 간질 증상을 보이던 3살 여자아이　182

사례5 투렛증후군으로 목에 염좌까지 발생한 7살 남자아이 185

사례6 야제증(夜啼症)이 있던 3살 여자아이 188

사례7 잦은 감기와 비염으로 고생하던 5살 남자아이 192

사례8 아토피와 비염이 있던 3살 남자아이 196

사례9 알레르기 질환으로 고생하던 8살 남자아이 199

사례10 틱장애를 갖고 있던 15살 남자아이 202

사례11 초등학교 입학을 앞두고 ADHD 판정을 받은 7살 남자아이 205

사례12 잦은 감기와 면역력 저하로 고생하던 6살 여자아이 209

■ 부록

연구 보고서 1

증류한약 Di-BP 099탕(湯)이 비만에 미치는 영향 214

연구 보고서 2

맑은한약의 검증된 항염 효과 233

한약의 현대화,
맑은한약

"검지 않고, 쓰지 않고, 냄새가 나지 않는 한약은 그럼 한약이 아닌 걸까?"

우리 모두는 이 물음을 각자 자신에게 던져 봐야 한다. 그리고 우리가 고집해 온 '검은색의 쓴맛과 강한 냄새가 나는 한약' 이외의 한약을 만들어내는 것은 과연 불가능한 일일까를 생각해 봐야 한다. 우리의 혁명은 그 물음으로부터 출발하기 때문이다.

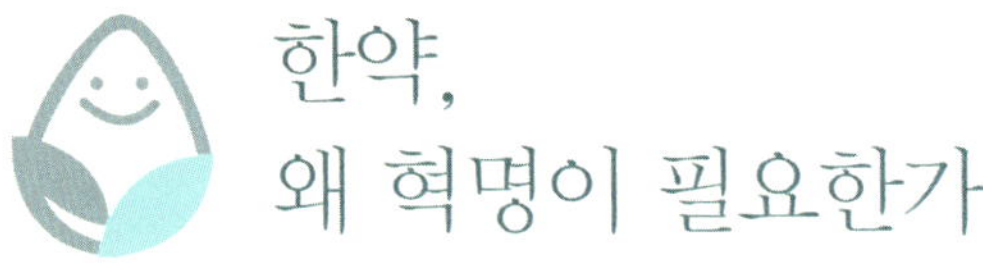

한의학의 기원

한약은 언제부터 사람들이 먹기 시작했을까를 얘기하면서 한의학의 기원을 말하지 않을 수 없다. 한의학은 우리나라 전통의학을 연구하고 발전시키기 위해 만들어진 학문인 동시에 한약의 유효성을 입증하고 이론화하는 학문이기 때문이다. 한의학을 통해서 한약이 이론적으로 정립되고 체계화될 수 있었지만 한의학 이전에도 본초약으로서의 한약이 존재했었다. 중국과 마찬가지로 유구한 역사를 가진 우리나라에서는 오래 전부터 초(草)·근(根)·목(木)·피(皮)를 이용한 민간처방이 내려오고 있었다. 가령 어떤 풀은 지혈에 좋다거나 어떤 풀은 소화를 돕는다거나 또 어떤 나무의 껍질과 어떤 풀을 함께 끓이면 어디에 좋다거나 하는 식의 경험에서 나온 민간 구급처방이었다.

이런 본초의약은 중국이 우리나라보다 훨씬 먼저 체계화되었다. 중의학은 고대 중국의 통치자로 전해지는 황제(黃帝)가 기백, 귀유구 등의 신하들과 인간의 수명·생식·섭생·생리·병리·질병·치료법 등의 원리에 관해 주고받은 문답을 기록하여『황제내경』이란 책을 저술한 것이 시초였다. 그 후 고대 중국의 통치자로 전해지는 신농은 자연계의 식물·동물·광물들을 직접 맛을 보면서 각각의 성질과 기미(氣味)·효능을 밝혀낸『신농본초경』이란 책을 저술하였다. 그 뒤 후한시대에 이르러 장중경이『상한론』과『금궤요략』을 저술하여 비로소 실용적인 임상 치료서가 나왔고, 진나라의 황보밀이『침구갑을경』을 저술하여 침구치료법이 개발되었으며, 양나라의 도홍경이『본초경』이란 책을 통해 약물학을 체계적으로 정리하였다.

중의학과 한의학의 기본 원리는 동양철학의 근간인 음양설과 오행설을 중심으로 이루어졌다. 동양철학의 주요 연구는 우주와 자연과 인간에 관한 조화와 질서를 관찰하고 추리하는 것이었기 때문이다. 중국의 고대 의학이 우리나라에 전해진 것은 고조선 이후 한사군 시대부터이다. 중국과 마찬가지로 우리나라에서도 의학이란 학문적 개념이 세워지기 훨씬 전부터 원시 의약은 상당히 발달해 있었다.

한사군 때 들어오기 시작한 중국 의학서들의 영향을 받아 민간의약의 개념을 기록으로 남기고 체계화하려는 적극적인 노력들이 시작되었다. 삼국시대에는『고구려노사방』,『백제신집방』,『신라법사방』등의 처방서가 있었고, 고려시대에는『제중입효방』,『향약구급방』,『동인경험방』등의 방서(方書)들이 나오게 되었다.

조선시대에 이르러서는 중국의 의학서들을 소개하거나 번역하는 형태가 아닌 우리나라만의 독자적인 한의학적 토대를 만들려는 노력들이 시도되었다. 세종은 당시 의관이었던 노중례와 박윤덕 등을 시켜 삼국시대부터 전해 오는 국내의 모든 의약방서와 민간 경험방들을 수집해서 책을 만들도록 했는데 이것이『향약집성방』이다. 세종이 이 책을 만들게 한 이유는, 우리나라 사람의 질병을 치료하는 데에는 우리나라 풍토에서 나고 자란 약재들이 효과적일 거라는 생각에서였다. '향약(鄕藥)'이란 말은 중국산 약재인 '당재(唐材)'가 아닌 우리나라 땅에서 만들어진 약이란 의미에서 그 전부터 사용된 말이다.

세종은 이어서 유성원, 전순의 등 16명의 당시 최고 의관들에게 국내의 의약서를 포함하여 중국의 의서 153종과 인도의 의서들을 취합하여 각 병증별로 일목요연하게 정리한 의약서를 만들도록 하였다. 이것이 266권으로 이루어진 『의방유취』이다. 오랜 시간에 걸쳐 의학이 점점 체계화되면서 의학서 편찬은 국가의 중요한 대업들 중 하나가 되었다. 선조 29년에는 당시 최고의 명의였던 허준이 선조의 명에 따라 10여 년에 걸쳐 쓴 『동의보감』을 완성하게 되었다. 그 후 『동의보감』은 우리나라 최고의 한의학서로 자리잡게 된 동시에 중국과 일본에까지 우리나라 한의학의 우수성을 알리는 토대가 되었다.

한약(韓藥)의 기원

현재 사용하고 있는 '한약(韓藥)'이란 명칭은 '한약(漢藥)'에서 나왔다. 한약(漢藥)이란 용어는 원래 중국의 후한을 가리키던 '한(漢)'에서 나온 것으로, 중국 한나라 때 사람들이 만들어먹던 생약 처방을 후대 사람들이 만들어 먹으면서 '한약(漢藥)'이라고 불렀던 것이다. 그 명칭이 우리나라에 그대로 전해져 내려와 우리도 그대로 한약이라는 이름을 쓰게 되었다. 그러다 최근 중국에서는 중약(中藥)이라 칭하고, 일본에서는 화한약(和漢藥) 또는 화약(和藥)으로 통일시켰고, 우리나라에서는 계속 한약(漢藥)이라고 부르다가 1980년대 이후 '한약(韓藥)'이라고 한자를 바꾸어 사용하고 있다.

한약은 수천 년 동안 재래식 약탕관에서 오랫동안 달인 후 삼베보자기로 짜서 그 물을 마셔 왔다. 그래서 한약을 복용하는 데에는 처방하는 정성, 달이는 정성, 복용하는 정성 이렇게 세 가지가 있어야 한다는 말이 있어 왔다. 그런데 이런 방식에서 벗어날 수 있었던 것은 1980년대 후반에 한약 추출기가 개발되면서였다. 이 기계가 나오면서 1~2년 사이에 전국 대부분의 한의원들이 이 기계를 사용하게 되었고, 한의원에서는 환자들에게 한약 달인 물을 1회분씩 파우치 형태로 한꺼번에 포장하여 주는 것이 가능해졌다.

이 한약추출기 개발은 한약의 가장 번거로움으로 상징되는, 매번 직접 달여 먹어야 하는 과정을 생략시켜줌으로써 한약의 역사에 있어서 가히 혁명적이라 할 만했다. 한약이 휴대성을 획득함으로써 그 혜택은 소비자(환자)와 생산자(한의원) 모두에게 돌아갔다. 지금은 집에서 한약을 달인다는 생각 자체를 하지 않을 정도로 파우치 한약은 익숙해졌다. 수천 년 내려오던 한약의 당연했던 관례가 편리함 앞에서 순식간에 무너진 것이다. 그러나 처음 파우치 한약이 유행하기 시작한 초창기에만 해도 약효에 대해 반신반의하던 사람들이 많았다.

오랜 시간을 약탕관에 넣고 달여서 곧바로 삼베보자기로 짠 것을 먹어야만 약효가 있을 거라는 고정관념을 가지고 있던 사람들은 기계로 한꺼번에 끓여서 추출된 한약의 약효에 반신반의했었다. 그러나 현대식 혹은 한약의 과학화라는 명분을 가지면서 점점 파우치 한약은 자리를 잡아가 오늘날에 이르렀다. 약탕관에 달여서 금방 짠 것이 아니기 때문에 약효가 떨어질 거라고 말하는 사람이 있다면 지금은 오히려 무식하다고 비웃음을 살 정도로 파우치 한약은 가장 일반화된 형태의 한약이 되었다.

요즘 사람들은 한약을 먹기 위해 많은 번거로움을 감수할 필요가 없다. 이것이 가능했던 것은 한약의 탕제화 하는 과정을 편리하게 하겠다는 목적이 있었기 때문이다. 이러한 현대식 한약 추출 시스템은 중국에까지 영향을 미쳤다. 중국은 한국보다 10여 년 이상 더 늦게 탕제 시스템을 현대화시키게 되었다. 한약의 현대화 시스템으로 인해 한약을 복용하는 사람들의 숫자가 급속도로 늘어났다. 그로 인해 한약 시장이 커졌으며 수익 증가로 연결되었다. 이런 변화는 한의사란 직업의 위상을 높이는 데에도 영향을 미쳤고 한의대가 인기학과로 부상되는 데에 일조를 하게 되었다. 물론 한약 파우치의 보관 기일에 따른 성분 약화는 앞으로 보완이 될 필요가 있다. 그 부분에 대해 경희한의대 본초학교실 주임교수인 김호철 교수는 〈한의신문〉에 '한약 파우치는 오래 보관하면 효과가 감소한다'는 제목의 칼럼에서 이렇게 지적하였다.

"한약추출기가 개발된 초기에는 한약액을 병으로 보관하게 하였으나 곧바로 파우치로 바뀌어 현재는 대부분의 한의원에서 병보다 보관이 편리한 파우치로 제조하고 있다. 그런데 한약을 전탕한 후 파우치에 보관하는 방식에 대해서는 고려해야 할 부분이 있다. 한약 탕제는 물이라는 극성이 매우 높은 용매에 유효물질들이 녹아 있는 상태이기 때문에 그 속에 녹아 있는 물질들은 화학적으로 변화될 수 있다. 특히 보관 조건이 나쁘거나 시간이 오래 되면 가수분해 등의 화학적인 변화가 일어날 수 있다. 팩에서 보관하면서 실험한 연구는 아니지만 일본의 연구에 의하면 몇 개월 동안 탕제 안에서 성분의 함량이 상당히 많이 감소되었다는 연구 결과가 있다.

(생략)

1990년 대한본초학회지에 발표된 대황목단피탕의 경시적 변화에 대한 연구논문에서는 대황목단피탕을 전탕한 후 비닐팩에 섭씨 4도에서 냉장 보관하면서 3일 간격으로 개봉하여 항균효과와 항부종 효과를 관찰하였다. 이 약리효과들은 7일부터 감소하기 시작하여 10일에는 유의한 효과가 없었다. 경원대 이영종 교수팀이 1998년 대한본초학회지에 발표한 소시호탕의 경시적 변화에 대한 연구에서 혈청 중 산도와 비중은 크게 떨어지지 않았지만, thioacetamide로 흰쥐에 간손상을 유발한 후 혈청 중 GOT, GPT, ALP를 측정하였을 때 10일까지는 효과가 나타났으나 13일부터는 유의한 효과가 없었다. 인진호탕도 유사한 결과를 나타내었다.

　(생략)

이 연구 결과들은 공통적으로 한약을 파우치로 냉장 보관하였을 때 7~10일 이후에는 효능이 감소되며 10일 이후에는 유의한 효과도 없어진다는 것이다. 이는 한약 파우치를 냉장 보관하였을 때 7~10일 이상 보관한다면 효과가 없을 수도 있다는 의미이다. (생략)"

이 외에도 김호철 교수는 2012년 9월에 열렸던 제16회 ICOM(국제동양의학학술대회)에서, 우리나라만의 한방신약제도가 필요하다는 점에서 이런 문제들을 강조하였다.

"한국 천연물 시장은 약 3000억 달러로 추산되는 세계 천연물 시장의 약 1%를 차지하고 있고, 국내 천연물은 화장품을 비롯하여 건강식품, 건강기능식품, 한약제제, 천연물신약 등 그 용도에 따라 제도적으로 나뉘어져 있다. 하지만 독자적인 한의학 유산을 가지고 있음에도 불구하고 한의사와 양의사 제도의 이원화된 의료 환경과 역사적인 영향 등으로 한국 천연물 시장은 제도적으로 문제점을 가지고 있다. 특히 한약제제와 천연물 신약 등의 불완전한 전통의학 제도는 사회적인 문제뿐 아니라 향후 더욱 커질 세계 천연물 시장에서 국가적으로 경쟁력을 약화시키는 요인이 될 가능성이 크다. 우리나라 의약품 시장은 17조원 규모인데 이 가운데 한의약의 점유율은 5% 정도밖에 되지 않는다. 여기에서도 건강(기능)식품 등을 제외한 순수한 한의약시장의 점유율은 2% 정도에 불과하다. 시스템상의 근본적인 문제가 있기 때문이다. 중국 중성약이 세계로 진출할 때 우리는 그저 바라만 봐야 하는 상황을 맞이할 수 있다. 하루 빨리 중국 중성약제도와 같은 한방신약제도를 만들어야만 세계 천연물 시장에 진출할 수 있는 경쟁력을 갖출 수 있다."

한의학의 세계화, 언제가 적시일까

이처럼 한의학과 한의업에 종사하는 많은 사람들이 이제는 한의약이 세계로 눈을 돌릴 때라고 말한다. 때가 되었다는 것이다. 세계는 지금 고도의 발달한 문명 속에서 살고 있다. 과학과 의학은 급속도로 발전하고 있어서 사람의 평균 수명은 점점 늘어나고 있다. 그러면서 건강과 삶의 질에 대한 사람들의 관심이 어느 때보다도 커지고 있다. 그런 현대인들의 21세기 요구와 바람에 걸맞은 의학이 바로 한의학(동양의학)이다. 서양사람들의 관점에서 한의학은 예방의학인 동시에 치료의학이며 대체의학이기 때문이다.

그런 가능성을 놓고 볼 때 한의학은 세계를 대상으로 뻗어나갈 수 있는 여지가 무궁무진하다. 우리나라 한약한방산업은 2004년에 이미 4조 원을 넘어 세계 시장의 약 1.6%를 점유하고 있을 정도로 커지고 있다. 2008년도를 기준으로 한방 관련한 세계 시장은 2000억 달러를 넘어섰다. 거의 반도체 시장과 맞먹는 엄청난 규모인 것이다. 그러나 여기에서 만족할 단계가 아니다. 서양인들이 갖고 있는 오리엔탈리즘의 하이라이트는 바로 한의학이 될 것이기 때문이다. 그러려면 국가적 차원에서의 제도적인 지원과 함께 한의약에 대한 현대화와 과학화가 이루어져야 한다. 세계 시장에서 한의학이 자리를 잡는다는 것은 곧 한약이 세계적으로 인정받는다는 것과 다른 말이 아니다. 한의학적 치료의 핵심은 바로 한약을 통해서 이루어지기 때문이다.

그런 차원에서라도 한약의 변화가 필요한 때이다. 검고 쓴맛의 한약을 가지고 세계인들의 입맛을 사로잡을 수는 없기 때문이다. 지금은 21세기이다. 지금 이 시대를 살고 있는 사람들의 가치관과 기호를 고려하지 않은 세계화란 있을 수 없다. 설혹 처음엔 인정을 받을 수 있을지 몰라도 한계가 있다. 특히 외국인들의 미각은 동양인들과는 다르다. 그들은 독하고 쓴맛에 길들여 있지 않다. 한약의 탁월한 치료효과 또는 예방 차원의 효과에 충분히 설득되었다 하더라도 한약을 실제 소비하고 그 문화를 적극적으로 받아들이는 데에는 어려움이 따른다. 그들은 한약을 입에 대자마자 "오 마이 갓!"을 외쳐대며 뱉어 버릴 것이다. 그러면서 이렇게 말할 것이다.

"한약이 정말 훌륭한 약일 수는 있겠지만 저는 다시는 먹지 않겠어요!"

한의학 혹은 한의약이 세계로 뻗어나가기 위해서 가장 먼저 변해야 할 건 어쩌면 한약 그 자체인지도 모른다. 한약추출기로 인해 한약 파우치가 가능해졌고 그로 인해 한약 시장이 커질 수 있었던 것처럼 한약의 현대화와 한약의 과학화는 그걸 소비하는 일반인들과 처방해야 하는 한의사들과 거기에 관련한 모든 사람들을 위해서도 필요한 부분이다.

양의학과 양의병원은 현대의학이라는 기치 아래 끊임없이 연구, 발전하고 있다. 새로운 의학기술과 최신 기계들과 과학적인 병원 시스템이 빠른 속도로 개발되고 있다. 그런 현대의학과 경쟁에서 살아남기 위해서라도 한의학은 진화하고 진보해야 한다. 물론 한의학은 전통 치료 학문이다. 그렇다고 한의학의 모든 기반을 옛 것만으로 고집할 필요는 없다. 한약의 탕제 방법을 현대화함으로써 한의학이 오히려 더 발전하고 확장될 수 있었던 것처럼 방법이나 시스템, 매뉴얼들에 대해서는 변화를 모색해야 한다. 21세기엔 21세기 방식이라는 것이 있다. 사회의 정서와 의식과 가치관은 21세기 그 당대를 살아가는 사람들의 것으로 이루어지고 지배되는 것이기 때문이다. 한약추출기가 20세기에 걸맞은 한약의 현대화였다면 지금은 21세기에 합당한 현대화가 이루어져야 한다.

2012년 11월에 '한국한의학연구원'의 주최로 한·중·일 3개국의 학계, 산업계 등 한약제형 관련 전문가들이 한약제형 기술의 현대화와 발전 방향을 모색하기 위한 심포지엄이 열렸었다. '한약제형'은 한약의 약물 형태를 말하는 것으로, 현재 국내 시장에서는 휴대의 불편함과 의료보험 미적용 등의 이유로 침체되고 있는 상황이다.

국내 한약제제를 생산하는 제약업체의 매출 규모는 중국의 158분의 1, 일본의 10분의 1에 불과하며, 관련 정책이나 연구, 투자 부문 역시 미흡하다. 이 심포지엄에서는 한·중·일 각국의 한약 신제형 연구 동향과 성과에 관한 정보가 소개되었으며, 그와 함께 우리나라 한약제형 현대화를 위한 국제 네트워크 형성 및 확대를 통해 한약제형 선진화를 위한 탐색의 시간을 가졌었다. 한약제형에 관한 이런 노력과 연구는 계속 이루어져야 한다. 빠른 속도로 환경이 변하고 사람들의 생활 패턴과 가치관이 점점 더 편리하고 쉬운 것을 선호하고 있다.

현대의학은 앞으로 우리가 상상도 할 수 없는 정도로까지 발전하게 될 것이며 머지않아서는 한 방울의 혈액만으로도 모든 건강검진을 대체할 수 있는 시대가 곧 도래할 것이다. 그런데 한의학은 아직도 많은 부분에서 고정관념과 편견에서 헤어나지 못하고 있다. 특히 '한약은 써야 한다'는 전제를 목숨처럼 고집하고 있다. 한약은 꼭 검어야만 하는 걸까? 한약은 꼭 쓴

맛이 나야만 하는 걸까? 한약은 꼭 강한 냄새를 내야만 하는 걸까?

"검지 않고, 쓰지 않고, 냄새가 나지 않는 한약은 그럼 한약이 아닌 걸까?"

우리 모두는 이 물음을 각자 자신에게 던져 봐야 한다. 그리고 우리가 고집해 온 '검은색의 쓴맛과 강한 냄새가 나는 한약' 이외의 한약을 만들어내는 것은 과연 불가능한 일일까를 생각해 봐야 한다. 우리의 혁명은 그 물음으로부터 출발하기 때문이다.

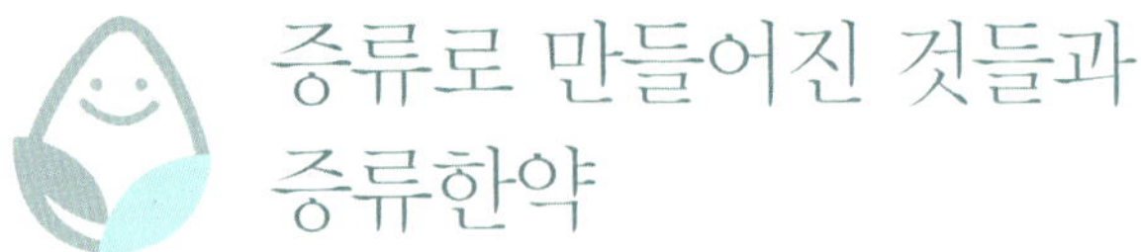

한약에 대한 고정관념, 이젠 버려야 한다

Q : 아이가 한약을 먹기 싫어해 매번 고생하는데 증류한약이라는 것이 있더군요. 다른 한약처럼 쓰지도 않고 물 같아서 아이가 거부감 없이 잘 먹는데, 증류한약이 일반 탕약과 비교해서 약효가 떨어지는 건 아닌지 궁금합니다.

A : 증류한약이란 새로운 형태의 한약으로 기존 한약과 동일한 효과를 가져오기 힘들 겁니다. 많은 세월 동안 약효를 검증하면서 발달된 한약과는 전혀 다른 것으로 대부분 약효의 효과가 검증되지 않은 것으로 구성될 것입니다.

우리나라 대표적인 한 포털사이트의 지식 검색에 나오는 내용이다. 증류한약의 약효를 묻는 질문에 대부분 이런 대답이 달려져 있다. 심지어 아이들에게 증류한약을 쓰고 있는 한의사들 중에서도 "저도 증류한약을 쓰고는 있지만 아무래도 약효는 기존의 탕약과 동일하지 않을 겁니다. 그래도 탕약을 거부하는 아이들에게는 차선책으로 쓰고 있습니다”라고 말하는 사람이 있을 정도이다. 이런 생각을 가지고 있는 사람들은 증류의 원리와 증류한약의 제조 과정을 잘못 이해하고 있어서이다. 증류한약은 기존의 탕약과 다른 형태의 한약일 뿐 효과는 동일하거나 더 월등하다

그럼에도 불구하고 증류한약이 한약으로서 인정을 받으려면 시간이 필요하다. '몸에 좋은 약은 쓰다'는 한약에 대한 고정관념 때문이다. 그래서 쓴 한약을 먹으면서 쓰면 쓸수록 효과가 더 좋을 거라고 기대하고 있다. 반대로, 쓰지 않은 건 효과가 적을 거라는 편견을 가질 수 있다는 것이다. 증류한약에 관한 그런 오해와 편견은 사실에 근거한 것이 아니고 철저하게 사람의 정서와 관념에 의해서이다.

증류한약의 효과를 설명하기 전에 '증류(蒸溜)'에 대해 먼저 알아야 한다. 일반적으로 증류란, 어떤 물질을 가열하여 생긴 기체 상태의 물질을 냉각시켜 순수한 액체 상태로 얻어내는 것을 말한다. 증류를 뜻하는 영어 단어 'Distillation'에서 'Distill'은 액이 한 방울씩 뚝뚝 떨어진다는 뜻이고, 'Still'은 증류 장치를 의미한다.

증류의 기원은 상당히 오래 되었다. 이집트에서는 숯을 만들면서 나무의 휘발성 성분을 모으는 데 이 증류 기술을 사용하기도 했고, 페르시아에서는 증류 기술을 이용하여 장미향을 얻어 내기도 한 것으로 알려져 있다. 그리고 고대 그리스의 철학자 아리스토텔레스가 바닷물을 증류하여 먹는 물을 만들어냈다는 기록도 있다.

초기에는 거의 단증류였으나, 수세기를 거치면서 공기 냉각에 의한 기벽의 부분 응축 효과를 이용하는 방식으로 발전하였다. 19세기에 들어와서는 더 효과적인 분리를 위해 증류 장치에서 나온 증기의 일부를 냉각 응축, 액

체로 되돌리는 환류 방식이 개발되었는데, 이런 증류법을 정류(精溜)라고 한다. 증류는 현재 화학공업에서 매우 중요한 추출법 중 하나이다. 최근에 이루어지고 있는 증류 장치는 현대과학의 또 다른 산물이라 할 만큼 매우 놀라운 수준에 도달해 있다.

기본적인 증류 장치에는 원료액을 넣고 가열할 수 있는 관(罐 ; 가마), 발생한 증기로부터 열을 빼앗아 액화(液化)시키는 응축기, 응축한 액체를 거두어 담는 회수기 등 세 부분이 필요하다. 증류법은 크게 다음과 같이 나눌 수 있다.

▶ 증류의 종류

① 분별 증류

여러 성분의 혼합물을 가열해 끓는점마다 각각 회수기를 받쳐 성분을 분별, 채취하는 방법이다.

② 진공 증류

압력이 보통 수 torr(1torr는 대략 수은주 1㎜의 압력)에서 수십 torr 정도에서 이루어지는 증류로, 감압증류라고도 한다. 수류 펌프 등을 이용해 실험실에서 흔히 이루어지지만 대규모 장치가 필요하므로 공업용으로는 그다지 사용되지 않는다.

③ 수증기 증류

물과는 전혀 혼합되지 않는 성분과 물의 혼합계와 평형을 이루는 증기압은 양쪽의 순수 성분 증기압의 합이 된다. 이 합이 대기압과 같아지면 끓게 된다. 끓는점이 높아 가열해야만 분리되는 것도 비교적 저온으로 정제할 수 있다.

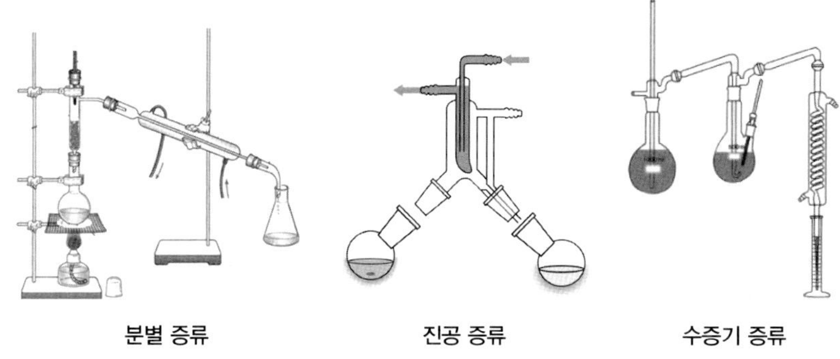

④ 분해 증류

석유를 크래킹 했을 때의 생성물은 그 자체가 고온이므로 곧바로 정류탑으로 이끌어 증류하는 방법이다.

⑤ 추출 증류

끓는점이 비슷한 성분의 혼합물에 사용되는 증류법이다. 공비(共沸) 증류와는 달리 휘발성이 작은 제3의 성분을 첨가해 한 쪽의 증기압을 크게 내려 분리한다.

⑥ 평형(平衡) 증류

용액을 증기와 액체로 급속히 분리하는 방법으로, 고온으로 가열한 액체의 일부를 증기와 함께 채취해 감압하면 용액은 자신의 증기와 평형을 유지하면서 급속히 증발한다. 플래시 증류라고도 한다.

⑦ 공비(共沸) 증류

보통 증류로는 분리하기 어려운 혼합물을 분리할 때 제3의 성분을 첨가해 공비 혼합물을 만들어 증류에 의해 분리하는 방법이다.

⑧ 정밀 증류

다단(多段)의 정류탑을 사용하여 끓는점의 차이를 이용해 혼합물 속의 성분을 분리하는 방법이다.

⑨ 비비등(非沸騰) 증류

끓는점 이하에서도 어느 정도 높은 증기압을 가진 물질이면 증기를 응축시킴으로써 정제도를 향상시킬 수 있기 때문에 원자흡광(吸光) 등 고감도의 분석법에 사용되는 물 및 시약의 조제에 흔히 사용되는 방법이다.

⑩ 분자(分子) 증류

보통의 진공 증류법으로는 증류할 수 없는, 끓는점이 높은 것에 사용하는 증류법이다. 좀처럼 기화하지 않는 고분자 물질의 증류 정제나, 고온에서 쉽게 분해되는 지용성 비타민류의 증류 등에 사용된다.

▶ 증류주

증류란 단어는 일상에서 흔히 사용하지는 않지만 증류 방식의 제품들은 늘 우리 주변에 있어 왔었다. 그 중에서도 증류주는 술의 역사를 얘기할 때 빼놓을 수 없는 주조 방식이다. 특히 증류주는 양조주보다 농도가 높은 알코올을 얻어낼 수 있으므로 도수 높은 술을 만들 때에는 증류 방식을 사용하게 된다. 여기에서 주목해야 하는 건, 일반적인 양조 방식보다 증류 방식의 추출법이 농도를 높게 한다는 점이다.

증류주는, 양조주를 증류 과정을 통해 알코올을 분리해 만든 고농도 알코올 함유술이다. 그러므로 증류주를 만들려면 그 전 단계인 양조주가 반드시 있어야 한다. 즉, 막걸리를 증류해서 만든 것이 소주, 와인을 증류한 것이 브랜디, 곡물로 만든 양조주를 증류해 만든 것이 위스키나 보드카, 진 등이다.

양조주는 효모라는 미생물에 의해서 만들어진 술이다. 발효가 진행되면서 알코올 농도가 어느 정도 높아지면 알코올을 만드는 효모 자체의 생육이 방해를 받기 때문에 알코올 농도가 높아지는 데에는 한계가 있다. 일반적으로 맥주가 3~8%, 와인은 8~14% 정도이다. 그런데 양조주를 가열하면 알코올의 끓는점(78℃)이 물의 끓는점(100℃)보다 낮기 때문에 알코올이 물보다 먼저 그리고 더 많은 양이 증발하게 된다. 이 증발하는 기체를 모아 냉각시키면 다시 액체로 변하면서 본래의 양조주보다 알코올 농도가 높은 무색투명한 술이 되는 것이다. 이런 과정을 거친 모든 술을 '증류주'라고 한다. 대표적인 증류주에는 위스키(whiskey), 보드카(vodka), 테킬라(tequila), 브랜디(brandy), 아쿠아비트(aquavit), 진(jin), 아라크(arak), 고량주(高粱酒), 소주(soju) 등이 있다.

처음 증류주가 만들어졌을 때에는 '술'이라는 인식보다는 만병통치약 정도로 생각하여 '하나님의 힘' 또는 '생명의 물'이라고 부르면서 의약품의 일종으로 취급하였다고 한다. 그러다가 증류 기술이 일반화되면서 그 지방에서 구하기 쉬운 양조주를 이용하여 증류주를 만들어 요즘과 같은 술의 개념으로 통용하게 되었던 것이다.

포도가 많이 나는 지방에서는 와인을 증류하여 브랜디를, 곡류가 풍부한 곳에서는 보리로 만든 술을 증류하여 위스키나 보드카를, 사탕수수가 많은 곳에서는 사탕수수로 만든 술을 증류하여 럼을 만들었다. 동양에서는 고대 중국에서 증류주를 만들었다는 기록이 있긴 하지만, 몽고족이 유럽을 지배하면서 그곳의 증류 기술이 동양에 유입된 것으로 보는 견해가 지배적이다. 우리나라는 고려 말에 몽고에서 증류 기술이 들어와 소주를 만들기 시작하였다.

▶ 증류 향수

오늘날 대량으로 생산되고 있는 향수의 가장 대표적인 제조 방식은 증류이다. 향기에 대한 관심은 인류 발생과 함께 시작되었다고 해도 과언이 아니다. 특히 신을 신성하게 여겼던 고대 사람들은 신에게 제사를 지낼 때 몸을 청결히 하고, 향기를 풍기는 나뭇가지를 태우고, 향나무 잎으로 즙을 내어 몸에 발랐다. 향수야말로 인류 최초의 화장품이라고 할 수 있다.

향수는 이집트 문명권을 거치면서 그리스와 로마 등지로 퍼져 귀족계급의 기호품이 되었다. 지금보다는 단순한 방식을 따르긴 했지만 증류 향수가 나오기 시작한 시기는 1370년경이었다. 당시 헝가리 왕비였던 엘리자베스를 위해 만들어진 '헝가리 워터'가 최초의 알코올 향수이다. 이 향수로 인해 70세가 넘은 나이에도 불구하고 폴란드 왕으로부터 청혼을 받았다는 기록이 있다. 그 뒤 증류 방식이 계속 발전하면서 오늘날과 같은 대량 생산과 다양한 향수 개발이 가능하게 되었다.

▶ 증류수

증류수란, 물을 가열했을 때 발생하는 수증기를 냉각시켜 정제된 물이다. 완전히 순수한 물의 pH는 7이어야 하는데, 수돗물은 각종 유기물과 무기물을 함유하기 때문에 순수하지 못하다. 또한 물이 공기 중에 방치되어 있으면 이산화탄소가 녹아 pH5.7 정도의 약산성수가 된다. 그런데 각종 화학반응과 실험을 위해선 순수한 물이 필요하기 때문에 이때 증류수를 사용한다. 가열하기 전의 물에는 각종 불순물이 섞여 있지만 가열하게 되면 불순물은 그대로 남고 순수한 물만 수증기가 된다. 이 수증기를 모아 만든 것이 증류수이다. 한 번의 증류 과정으로는 불순물이 100% 제거되지 않기 때문에 고순도의 물이 필요할 때에는 1회 증류한 물에 소량의 과망가니즈산칼륨을 가해서 다시 증류하게 된다.

▶ 증류 음료수

건강과 웰빙을 표방하는 음료수가 꾸준히 개발되고 있다. 그 중에서 최근에 나온 코카콜라 사의 '글라소 스마트워터'는 자연 속에서 이루어지는 물의 순환과정에 영감을 얻어 증류로 만들어진 혼합 음료수이다. 뜨거운 태양으로 인해 물이 수증기가 되고, 그 수증기가 대기 중으로 올라가 구름이 되며, 구름이 다시 비가 되어 내리는 과정을 과학적인 시스템으로 구현하여 만들었다. 그렇게 해서 만들어진 깨끗한 정제수에 미량의 칼륨과 마그네슘, 칼슘 같은 미네랄을 포함시켜 자연 방식의 맛있는 물로 만들었다. 생전에 스티브 잡스가 즐겨 마시던 물로도 유명하다.

▶ 증류 화장품

웅진코웨이의 한방화장품 '올빛'은 '노법(露法)'이라고 하는 증류한약 제조법을 이용하여 만든 것이다. 한방 약재를 달여 나오는 수증기를 모아 냉각해 엑기스만 추출하여 만든 화장품이다. 노법을 통해 추출된 한방액은 기름기나 부유물 없이 이슬처럼 맑고 투명한 한방 성분의 엑기스로 영양이 가득하고 피부에 흡수가 잘 된다는 점을 내세우고 있다. 중국 고대 한의학서에도 기록되고 있는 이 노법의 원리가 바로 증류 방식이다.

이처럼 증류 방식을 이용한 제품의 연구와 개발은 21세기 과학의 발달과 함께 계속 이루어질 것이다. 현대에 와서 전 세계적으로 물이 고갈되면서 바닷물과 지하수, 빗물, 쓰지 못하는 물 등의 활용에도 관심이 집중되고 있다. 사람들이 먹고 사용할 수 있는 물로 바꾸기 위해선 고도의 첨단 증류 기술이 필요하다. 이런 시대를 살고 있는 시점에 증류한약은 더 이상 새로울 것도 없다. 펜으로 글씨를 써서 편지를 부치던 시대에서 벗어나 지금은 전 세계 어느 나라이든 인터넷 이메일을 통해 즉각적으로 소통할 수 있는 시대이다. 종이로만 존재하던 책은 전자북 시대가 되어 작은 디지털 기기만 있으면 언제 어디서든지 읽고 싶은 책을 찾아 읽을 수 있게 되었다.

그런데 한약은 언제까지 쓴약만을 고수할 것인가. 그 동안 한약이 쓴 탕약에서 벗어날 수 없었던 것은 '쓴맛'을 제거한 채 한약을 만들 수 있는 완전한 기술을 확보하지 못했기 때문이었다. 그러나 증류 기술이 점점 과학화되고 첨단화되면서 오늘날과 같은 증류한약이 가능해졌다. 같은 효과를 나타내면서도 쓴맛이 제거된 한약이 상용화된 것이다. 따라서 증류한약이야말로 21세기에 가장 어울리는 한약이며, '한약의 현대화'라는 대의명분에 최적화된 한약이라고 할 수 있다.

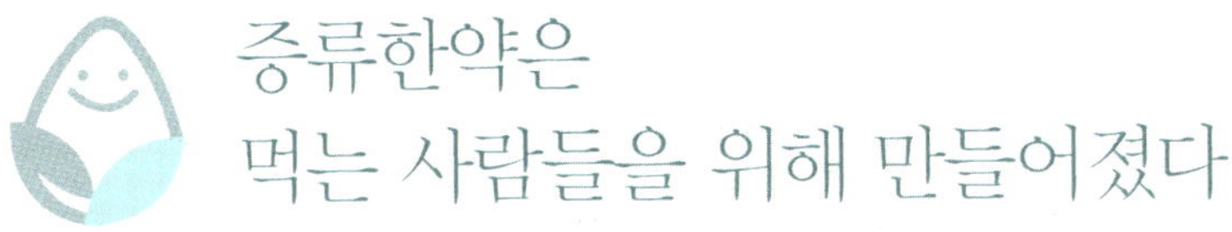

기존 한약의 불편한 점들

한약의 가장 큰 특징이자 장점은 한약재가 모두 자연에서 나온 것들로 이루어져 사람의 몸에 해가 적고 자연스럽게 작용하여 효과를 나타낸다는 것이다. 한약의 치료 원리는 질병의 원인이 된 몸의 조화와 균형을 회복함으로써 질병 또는 증상에서 벗어나 원래의 상태로 돌아가려는 항상성을 회복시켜 준다는 데에 있다. 현대인의 질병은 대부분 면역 체계가 흐트러져서 온 경우이다. 따라서 몸 안에 쌓인 독소와 노폐물을 제거해 주어야 면역력 즉, 자가치유력이 향상되어 질병을 치료할 수 있다. 인스턴트식품과 패스트푸드, 과자류에 들어가는 식품첨가물은 20~50%가 몸속에 축적되고 독성 화학물질로 변해 노폐물이 된다. 조미료, 감미료, 보존료, 가공식품 첨가제, MSG 등은 특히 치명적인 노폐물이 된다.

한약은 보약 개념으로서의 대체의학이 아니다. 광범위한 치료 의학이다. 일반적으로 알려진 질환을 치료하는 것은 말할 것도 없고 양의학 분야에서 뾰족한 치료 성과를 보이지 못하고 있는 희귀, 난치병 질환 치료에도 매우 효과적이다. 단지 한약의 단점으로 꼽히는 점은 캡슐 제제와 드링크 제로 되어 있는 양약과 달리 파우치 형태의 약물이기에 휴대가 불편하고 외부에서는 데워 먹기가 용이하지 않다는 것이다. 그리고 한약 특유의 쓴 맛과 냄새가 있어서 아이들이나 까다로운 입맛을 지닌 젊은 세대, 비위가 약한 임산부 등이 먹기에는 거부감이 있을 수 있다. 최근에는 이런 점들을 보완한 새로운 형태의 한약을 연구해야 한다는 목소리가 커지고 있고, 실제로 한약제형 연구와 개발이 꾸준히 이루어지고 있다.

전통적으로 한약은, 약재들을 오랫동안 끓인 후 찌꺼기를 걸러내고 남은 물을 말한다. 수천 년 동안 이렇게 만든 것을 한약으로 알고 먹어 왔다. 마치 책이라고 하면 종이로 만들어진 것만을 책이라고 인정하는 사람들이 아직도 대다수이듯, 한약은 약초의 냄새와 맛을 그대로 느낄 수 있는 탕약이라는 인식이 있다.

새로운 한약 개발을 시작하다

그런데 우리는 왜 굳이 '맑은한약'이라는 '증류한약'을 개발하게 되었을까? 1997년 겨울, 우리나라 최초로 아이전문한의원 네트워크를 형성한 '도원아이한의원'(현재 '아이엔여기한의원'으로 개칭)'을 열었던 한의사 채기원, 이정언, 유용우, 박소현 등은 어린이 한방 치료에 좀 더 탁월한 대안을 찾고 있었다. 그 중에서도 기존의 탕약은 아이들에게 거부감이 커서 먹이기 어렵다는 데에 의견이 모아졌다. 아무리 처방을 잘해서 만들면 뭐하겠는가. 아이들이 잘 먹지 못했고 간혹 먹는다 하더라도 쓴맛과 한약 특유의 냄새 때문에 토하기 일쑤였다. 한약을 먹일 때마다 아이들과 전쟁을 치르는 게 보호자 일이었다. 아이들은 먹기 싫은 한약을 먹느라 스트레스를 받고, 부모들은 그런 아이들과 언성을 높이며 실랑이를 하느라 스트레스를 받았다.

쓴 한약에 대한 거부감은 비단 아이들뿐 만은 아니었다. 임신을 기다리는 예비 임신부를 비롯하여 다양한 이유로 한약을 복용해야 하는 임산부들이 있었는데 비위가 약한 사람들은 한약을 잘 먹지 못했다. 온갖 맛있는 것들에 길들여진 젊은 세대들 역시 쓴맛을 참고 먹을 만큼의 인내심이 없었다. 그럼에도 불구하고 '한약은 써야 한다'는 고정관념에서 탈피하려는 시도가 이루어지지 않은 것은 그 과정이 결코 만만치 않았기 때문이었다.

당시 '도원아이한의원' 네트워크로 이루어진 한의사들은 소아 한방 치료라는 공동의 연구를 위해 자주 모였었는데, 그때마다 아이들이 거부감 없이 먹을 수 있는 한약이 개발되면 좋겠다는 의견들이 오고갔다. 하지만 결론은 매번 '누가 그 복잡한 연구를 진행할 것이며, 거기에 소요되는 시간과 비용은 또 어떻게 감당할 것인가?'였다. 그리고 그보다 더 큰 문제는 '과연 현재와 같은 치료 효과를 줄 수 있는, 전혀 쓴맛이 나지 않는 한약을 어떻게 만들어 낼 것인가?'였다. 다른 동료 한의사들에게 이런 고민을 얘기하면 "굳이 그런 번거로운 짓을 왜 하냐?"는 반응을 보였다. 한약이 아무리 써도 필요하면 다 먹게 된다는 주장이었다.

하지만 시간이 지날수록 우리는 하나의 결론으로 의견이 모아졌다. 쓰지 않은 한약을 우리가 한 번 만들어보자는 것이었다. 그러면서 '어떻게 쓰지 않은 한약을 만들 것인가?'에 대한 고민이 본격적으로 이루어졌다. 그때 녹차에서 힌트를 얻었다. 녹차는 잎을 그대로 먹는 것이 아닌 찻물을 우려내서 그 물을 마시는 것이다. 그런데 그 물에 녹차의 성분이 추출되어 녹차의 잎이 가지고 있는 유효성을 그대로 얻을 수가 있다. 그런 방식으로 한약을 개발하면 어떨까 하는 것으로 고민이 시작되었다. 그런데 한약재 안에 있는 성분을 끌어내는 부분에 있어서 고민이 커졌다.

아무리 과학이 발달하고 좋은 기계를 이용해도 한약재 안에 있는 성분 중에서 정확하게 밝혀내고 얻어낼 수 있는 것은 30% 정도에 불과한 것이 사실이다. 나머지 70%는 우리가 모르는 성분들이 내재되어 있는 것이다. 하나의 한약재를 가지고 어떤 한의사는 두통에 썼는데 잘 들었고, 어떤 한 의사는 소화가 안 되는데 썼는데 잘 들었다. 그렇다면 그 약재는 두통에 좋은 약재라고 해야 할까, 소화에 좋은 약재라고 해야 할까?

한약과 양약은 약이 작용하는 기전이 다르다. 양약은 하나의 약이 작용하는 범위가 일정하게 정해져 있다. 그 범위 내에서 용법을 지키면 된다. 그런데 한약은 그 하나만을 가지고 작용하는 것이 아니라 다른 것들과 어울려서 작용하여 효과를 내는 것이기 때문에 적용 범위가 매우 넓다. 어떤 약재들과 섞였는가에 따라서 각각의 양이 어떻게 되느냐에 따라서 얼마든지 달라질 수 있다. 물론 효능과 주치(主治)가 있긴 하지만 그것만 가지고선 설명할 수 없는 것들이 더 많다. 그래서 한약은 기본적인 처방 매뉴얼이 있으면서도 그 자체만 가지고 천편일률적으로 적용해선 안 되는 부분이 있다.

우리가 무색무취의 한약 개발을 결심하면서 중요하게 생각한 것도 이런 점이었다. 일단 우리는 오랜 회의와 토론을 거쳐서 새로운 한약 개발은 '증류법'을 통하기로 의견을 모으고 '증류학회'를 만들었다. 현대에 와서 증류 기술이 과학화되긴 했지만 오래 전에도 증류 방식의 한약이 없었던 것은 아니었다. 중국 청나라 때 조학민이 쓴 것으로 1765년에 간행된 『본초강목습유』에 보면 '노법(露法)'이 소개되고 있다. 한약재를 달여서 나오는 이슬을 모아 만드는 방법으로서 무색(無色), 무취(無臭), 무미(無味)의 맑은한약 제조법으로 언급되고 있다.

자세한 제작 방법이 나와 있지는 않았지만 '무색, 무취, 무미'는 우리가 찾고 있던 한약의 조건과 딱 맞았다. 증류한약을 개발하기 위하여 수많은 연구와 시행착오를 거쳤다. 증류한약을 만드는 데 있어서 가장 큰 난관은 후세방(後世方)이든 고방(古方)이든 동의보감 처방이든 기존의 탕약을 만들어서 그걸 증류하게 되면 기존의 탕약이 갖고 있는 효과가 전혀 나타나지 않았다는 것이다. 가령, 비염에 관련된 약 처방을 다 뽑아서 그대로 다 증류를 해보았지만 비염 치료 효과가 전혀 없었다. 그때 우리는 커다란 벽과 마주한 듯한 느낌이었다. 같은 약재와 같은 용량을 가지고 증류약을 만들면 왜 전혀 다른 약이 되는 걸까 고민하게 되었다.

한의학이 전반적으로 안고 있는 생리, 병리, 약리의 차원을 모두 포함한 것으로서의 증류한약을 구현해내기 위해 우리는 한의원 진료 후에도 만나 연구를 하였고, 주말이면 다른 일정을 아예 잡지 않았다. 증류한약에 해당하는 각각의 매뉴얼을 뽑아내기 위해선 수많은 실험과 실제 사례들이 필요했다. 함께 연구를 하는 동료 한의사들끼리 서로 샘플 처방을 먹으면서 결과를 알아보았고, 가족들에게 복용을 시켜서 결과를 얻기도 하였다. 그러면서 계속 수정, 보완해 갔다. 그런 과정을 거쳐서 증류한약의 기본 매뉴얼이 만들어졌을 때 증류한약의 제조법에 대해 특허를 받기로 했다. 그러기 위해선 지표 성분이 필요했다. 예를 들어 황금이나 황기를 달인 탕약 내에 있는 성분과 증류한약으로 만들었을 때의 성분이 같다는 걸 확인시켜야 했다. 그렇지 않다면 증류한약의 효과를 객관적으로 증명해 보일 방법이 없었다. 그 결과를 도출해냈기 때문에 우리가 만든 증류한약의 유효성에 대해 특허 인정을 해준 것이다.

우리가 개발한 증류한약은 단지 무색, 무미, 무취의 특성만 있는 것이 아니었다. 엄격한 증류 과정을 거치면서 기존에 한약을 복용할 경우 나타날 수 있는 소화기 장애를 포함한 약 고유의 부작용도 거의 모두 제거시킬 수 있었다. 3시간 이상 달이는 1차 제약 과정에서는 한약재에 남아 있는 잔류 농약 성분이 없어지고, 2차 제약 과정인 증류 과정을 거치면서 방부제는 물론 중금속 등 기타 유해 성분까지 모두 제거돼 순수한 무공해 한약액으로 완성시킬 수 있었던 것이다. 우리는 환자들이 믿고 안심하며 증류한약을 복용할 수 있도록 그에 따른 검증 과정을 모두 거쳤다.

> 맑은한약의 조제 방법 특허 획득(특허 등록번호 : 10-0395650)
>
> 맑은한약 유효성분 검사 시험 ; 한국한의학연구원(2001. 12)
>
> 맑은한약 안전성 검사 인증서 획득 ; 한국한의학연구원(2002. 03)
>
> '맑은한약이 肥滿(비만), 骨成長(골성장) 및 免疫(면역)에 미치는 影響(영향)' 연구 보고서 ; 한국한의학연구원(2002. 10)
>
> '맑은한약이 肥滿(비만)에 미치는 影響(영향)' 연구 보고서 ; 한국한의학연구원(2003. 04)
>
> 맑은한약 유해 성분 시험 통과 ; 한국화학시험연구원(2005. 06)
>
> 맑은한약 51개에 항목의 먹는 물 수준 수질검사 통과 ; 한국식품연구소(2005. 06)

한의학과 한약의 발전을 위해 세워진 국가연구기관인 '한국한의학연구원'은 우리가 개발한 증류한약에 대한 유효성 성분검사와 농약 및 중금속 잔류검사, 임상분석 등을 통해 "종래의 투명한 탕제는 약효 성분이 없거나 대부분 증기로 날아가 매우 약했다. 그런데 도원아이한의원이 개발한 증류한약은 약효 성분을 보유하면서 유해한 성분을 제거하는 효과가 있을 뿐 아니라 투명한 탕제의 마시기 쉽고 흡수가 좋은 효과를 그대로 가지고 있다"고 확인해 주었다.

또한 한약의 안전성이 대두되고 있는 요즘 맑은한약은 제형의 공정 자체

50

로도 유해물질까지 걸러낼 수 있어 안심하고 복용할 수 있다. 여기에 한국 식품연구소 및 한국화학연구소의 객관적인 유해 성분 검사를 통해 먹는 물 수준의 엄격한 검사까지 통과하였다. 특히 이 연구원의 검사 결과 도원아 이한의원에서 독자 개발한 'Di-BP 099 증류한약'은 세포비대, 과잉축적, 과다증식과 관련 있는 전지방세포의 증식과 분화를 억제하는 작용이 뛰어나 비만에 효과가 있다는 것이 입증되었다. 이 증류한약은 소아 비만과 산후 비만에도 매우 탁월한 효과를 보여 주고 있다. 아이와 임산부를 위한 한약을 만들겠다는 본래의 목적을 달성한 것이다.

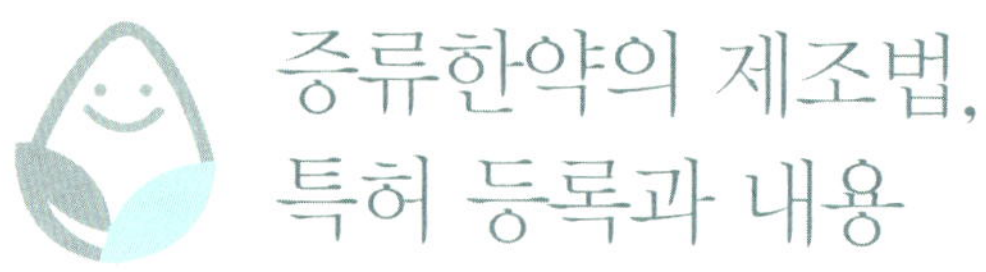

증류한약의 제조법, 특허 등록과 내용

'도원아이한의원(현재는 아이엔여기한의원)'에서 개발한 증류한약은 1998년도에 1차 성공적인 결과에 도달하긴 했지만 여기에 그치지 않고 추가적으로 계속 보완 실험을 해나갔다. 또한 증류한약의 기본 처방들을 구축해갔다. 지금은 기존의 한약이 처방할 수 있는 모든 증상과 질환에 대해 증류한약의 치료 처방을 보유하고 있다.

그리고 증류한약의 치료 효과와 증상 개선에 자신감을 갖게 된 우리는 함께 연구, 개발에 성공한 한의사 채기원, 이정언, 김병호를 발명자로 하여 '투명 한방 탕제 및 그 제조 방법'의 내용으로 2000년 8월에 특허 출원을 하였고, 특허 결정이 나서 2003년 8월에 특허 등록(등록 특허 ; 10-0395650)을 하였다.

그 특허 내용을 간략하게 소개한다.

1. 요약

본 발명은 한방약을 가압 증류·추출하여 한약을 투명(TRANSPARENCY)하고, 쓴맛과 역겨운 맛을 제거하여 복용하기 좋은 상태로 제형과 성상을 개선함을 특징으로 하는 투명 한방 탕제 및 그 제조 방법에 관한 것이다. 기존의 한약은 주로 탕제로 복용하는 방법이 보편적이었으나, 본 발명은 한약재로부터 유효 성분을 가압 증류·추출에 의하여 회수한 후 이를 다시 필터링부로 이송하여 중금속 등의 불순물이나 농약 성분 등의 유해 성분을 제거한 투명 한방 탕제 및 그 제조 방법을 제공한다. 본 발명은 기존의 한방 탕제에서는 기대할 수 없었던 휘발성의 약효 성분까지도 회수할 수 있고, 체내에 흡수가 빠르며 복용이 편리한 점이 가장 큰 특징이다.

2. 내용

본 발명은 각종 처방의 한방약을 증류·추출하여 얻어진 투명 한방 탕제 및 그 제조 방법에 관한 것이다. 더 상세하게는 각종 처방의 한방약을 가압 증류하여 약효는 그대로 유지하면서도 투명하고 냄새가 엷으며 맛이 순하여 마시기 좋을 뿐만 아니라 기존의 탕제에 함유될 수 있는 각종의 중금속, 농약 등의 독성물질의 함량을 허용치 이하로 감소시킨 투명 한방 탕제 및 그 제조 방법에 관한 것이다.

한의학은 천지간의 만물을 오운(五運)과 육기(六氣)의 변화에 따라 생장수장(生長收藏)하는 유기체로 보고, 이 유기체는 오운과 육기의 상생상극으로 변화하는 법칙에 지배된다고 믿고 있다. 한의학에서 인(人)과 약(藥)은 한 가지 법에 지배되는 유기체이므로 질병의 진단과 처방은 오행의 상궤(常軌) 내에서 부족한 것을 약으로 보하고 지나친 것을 약으로 제하며,

때로는 인체에 경혈을 두드려 인체 각 기관의 신명(神明)을 활생(活生)시키는 기술에 관한 것이다.

이와 같이 한의학은 자연에서 주어진 사물에서 약을 구하고, 그 성능을 파악하고, 병의 성질에 맞게 약의 이용을 도모하는 의학이므로 매우 정확한 이론과 관찰 및 경험이 필요한 의학이어서 관찰의 의학이라 하겠으며, 육기에 응하는 오행의 관점에서 인체기관의 신명(神明)을 조율하고 사기(邪氣 : 온갖 병의 기운)를 물리치는데 한방약을 이용하고 있는 점에서 자연의 의학이며, 서양의학의 난치병을 동양의학이 담당하는 현실로 미루어 한의학적인 질병의 해석과 처방이 생명현상과 병인(病因)의 본질에 접근하는 의학이라고 할 수 있겠다.

한의학의 한방약은 자연에서 주어진 사물의 약성을 선별하여, 조화시켜 놓은 것으로서 약성을 인체에 진입시키는 방법으로는 내복약의 형태, 피부에 바르는 외용연고의 형태, 가루를 코 속에 불어넣는 통관법, 항문이나 질에 약을 거치시키는 좌약 등 다양한 방법이 있으나 주로 내복약으로 많이 쓰여왔다. 내복약 중에는 탕제, 환제, 산제, 고제, 최근 개발된 엑기스제 등이 있으나 가장 흔히 쓰이는 형태는 역시 탕제라 하겠다.

(생략)

위에서 알 수 있는 바와 같이, 종래 한의약에 관련된 처방에는 다양한 사용법이 있었는데 최근에 들어와서는 주로 탕제의 형태로 복용하는 방법이 보편화되어 있다. 일반적으로 탕제를 만드는 방법은 첩약을 약탕기에 물과 함께 넣어 불에 달인 다음, 짜내어 찌꺼기를 분리하여 얻는다. 상기 첩약들의 약성은 물에 넣어 불로 달이는 과정에서 약재 성분이 물에 녹아 탕제에 수렴되는 것이고, 복용되는 탕제의 성상은 대체로 갈색 또는 검은색으로서 색이 짙고 강한 맛과 향취를 지니게 되며, 탕제를 얻는 과정에서 약 성분이 휘발되는 경우가 일반적이며, 각종의 중금속 및 농약 성분이 미량 포함되는 경우도 간혹 발생하고 있다.

투명 한방 탕제의 제조에 관하여는 국내특허 공개번호 1999-0084003호에 투명 탕제 및 그 제조 방법이 공지되어 있다. 그러나 위의 선행기술은 종래의 한약재 처방(또는 조성비)을 그대로 하여 전통 한방 탕제를 얻은 후 물로 희석한 것이어서 단위 용량당 한약 성분이 미미하여 한약이라기보다는 한방차의 범주를 벗어나지 못하고 한약재의 배합 비율이나 중금속이나 유해 성분을 제거하기 위한 수단에 대한 제한은 없었다.

3. 기술적 과제

본 발명자들은 상기와 같은 문제점을 해결하기 위하여 여러 고문헌에서 제시한 금은화로(金銀花露)를 비롯한 노제(露劑)를 현대화시켜 투명 한방 탕제를 제조하는 방법을 발명하였다. 본 발명은 탕제색이 짙고 취미(臭味) 또는 기미(氣味)가 강하여 병약자나 어린이들이 약을 복용하기에 불편하였던 점을 개선하고, 기존 약물 추출 방법으로 얻은 약 성분은 흡수가 더디거나 흡수가 안 되어 소화장애를 일으키는 취약점을 개선하였으며, 또한 한약의 가격이 고가이어서 한약 이용 계층이 엷어지는 점을 지적하여 추출 수율을 향상시켜 더 싼 값에 한방 탕제를 제공하는 데 그 목적이 있다.

한약과 중의학 탕제 및 음용 탕제, 열탕 농축액 또는 현탁액을 포함한 기존의 한약 탕제는 비과학적이기 때문에 휘발성 성분은 추출과정에서 휘발되어 회수가 불가능하거나 또는 아주 적은 양만이 추출되는 단점이 있었는데, 본 발명에서 제안된 새로운 발명은 어떠한 한약 탕제도 완벽하게 원방 탕제에 근접하는 필요한 약효 성분을 추출할 수 있으며 투명하고 냄새가 엷고, 맛이 순하게 성상을 개선함으로써 누구나 마시기 쉽게 하여 한약을 가까이할 수 있게 하고, 한약의 가격을 낮출 수 있게 하여 한약의 이용 계층을 넓게 할 수 있는 제조 방법과, 그 제조 방법을 통해 얻어진 투명 한방 탕제를 제안하려는 것이다.

본 발명의 또 다른 목적은 한방의 관점에서 약효 성분의 흡수가 빠르도록 기존 한약의 취약점을 개선함에 있다. 구체적으로 기존 탕약 중에는 약재 내에 불가결하게 포함된 이물질, 광물질 같은 소화 흡수가 어려운 물질과 약에 필요치 않은 중금속, 농약 등의 독소가 미량 포함되어 있는 경우가 있어 소화력이 약한 노인, 소아, 병약자가 한약을 제대로 소화 흡수시킬 수 없는 경우가 발생되는데, 본 발명은 이러한 문제점을 개선하여 한약의 약성을 더 깨끗하고 안전하게 하려는 데 그 목적이 있다.

4. 구성 및 작용

기존의 약효 성분 추출 방법은 기존에 약재를 달이는 방법이 질그릇으로 된 약탕기에 물과 약재를 넣고 가열 온도나 시간에 관계없이 복용하기 좋은 양이 될 때까지 가열해서 탕액을 얻는 방법과 가압식 탕전기가 개발된 후 탕전기에 약재와 물을 넣고 가압을 해 약재를 끓여 탕액을 얻는 방법이 있는데 현재는 이 두 가지 방법이 보편화된 탕액을 얻는 일반적인 방법이다. 그러나 이 두 가지 방법에는 다음과 같은 문제점이 있었다.

첫째, 탕액을 달이는 시간이나 온도가 정해져 있지 않아 끓이는 시간 및 온도에 따라 약효 성분이 일정하지 않고 상이하다는 것이 있고, 둘째는 일반적인 약탕기에 약을 달이면 휘발성 약효 성분이 기화되는 문제점이 있으며, 셋째는 가압식 탕전기에 약을 달이게 되면 그 압력으로 가열 온도가 일

정치 아니하여 약효 성분이 원방 탕제의 약효 성분과 현저히 다르다는 것이고, 넷째는 치료에 사용되는 유효한 약효 성분 이외에 치료(治療)에 방해가 되는 불필요한 약효 성분이 상당량 검출되는 문제점이 있었다.

위와 같은 문제점을 해결하기 위하여 본 발명자들은 먼저 한약재의 조성 비율에 대하여 예의 연구한 결과 기존의 군신좌사(君臣佐使) 약재 배합 방법에서 가장 많이 통용되고 있는 약재 조성 비율인 군(君) : 신(臣) : 좌(左) : 사(使)의 조성비가 3 : 2 : 1 : 1, 5 : 2 : 1 : 1 또는 1 : 1 : 1 : 1로 하여 탕액을 증류 · 추출하면 유효 성분의 함량이 원방 탕액(또는 전통 탕액)에 비하여 차이가 있었으나, 약재 조성비를 3 : 1 : 1 : 1로 하였을 때에는 원방 탕액(또는 전통 탕액)과 유사한 함량의 유효 약효 성분이 함유된 증류 탕액을 회수할 수 있었다.

군신좌사란 한방 처방에서 약재의 작용에 따라 4가지로 갈라놓은 것을 종합해서 일컫는 것으로, 군약(君藥)은 주작용을 나타내는 기본 약으로서 주 질병을 치료하는 약을 의미한다. 신약, 좌약, 사약은 군약의 효과를 증대시키거나 합병증을 치료하기나 해독작용을 하는 등의 군약의 보조 역할을 하는 것으로, 신약(臣藥)은 군약의 효과를 보완하여 주는 것이며, 좌약(佐藥)은 겸증을 치료하는 약으로서 주약으로 해결할 수 없는 합병증 또는 부차적인 증상을 치료하는 것을 의미한다. 또한 사약(使藥)은 보조약으로서 주약(主藥)의 독작용을 덜어주고 약맛을 좋게 하며 여러 가지 부작용이 나타나지 않도록 하는 약을 의미한다. 이하, 본 발명의 한약재 배합 방법, 약효 성분 추출 방법 및 그 추출 방법에 의해 얻어진 탕약에 대하여 상세하게 설명한다.

본 발명에서는 약재(군 : 신 : 좌 : 사)의 조성비를 3 : 1 : 1 : 1로 배합하여 조성하고, 이를 통상의 원방 탕액을 얻는 방법으로 기본 탕액을 얻은 다음,

상기 기본 탕액을 가압증류기(autoclave)에서 약 2기압의 압력 하에서 3~4시간 동안 가열 증류·추출하되 한방약의 종류에 따라 상기 오토클레이브에 투입된 기본 탕액의 85~95 용량%만을 증류·추출한다. 수집통에 회수된 투명 한방 탕제를 다시 필터링 부로 이송하여 중금속이나 부유물 또는 유해 성분을 여과하고 가압 멸균기에서 가열하여 2기압 내지 2.5기압 하에서 1시간 동안 완전 멸균시킨 후 자동포장기로 이송시켜 포장하는 과정을 거친다.

본 발명은 하기의 실시 예 및 비교 예, 시험 데이터에 의해 설명된다.

〈실시 예〉

종래의 팔물탕 처방은 인삼, 백출, 백복령, 감초, 숙지황, 백작약, 천궁, 당귀가 등분으로 구성되어 있는데, 인삼, 백출, 감초는 군약이고, 백복령은 신약이고, 천궁은 좌약이고, 백작약, 숙지황, 당귀는 사약으로서, 각각 한 첩 당 33g씩으로 하여 군신좌사의 약재배합 비율로 보면 1 : 1 : 1 : 1의 배합 비율로 되어 있다.

이를 전체 약재 무게 비율인 한 제(劑, 20첩이 한 제임)로 환산해 보면 군신좌사 각각의 약제 무게는 한 첩 당 33g씩이고 약제 가지 수가 8가지이므로 총량은 5280g(33×8×20)이 된다. 본 발명에서는 이러한 군 : 신 : 좌 : 사의 비율을 3 : 1 : 1 : 1로 약재 처방을 재구성하였다. 즉, 군약인 인삼, 백출, 감초는 한 첩에 각각 60g으로 하였고, 신약인 백복령은 한 첩에 20g으로 하였고, 좌약인 천궁은 한 첩에 20g으로 하였고, 사약인 백작약, 숙지황, 당귀는 한 첩에 각각 20g으로 하여 한 제 총량을 5,600g으로 처방하였다.

이를 전통 탕전기의 끓는 물 8.8리터에 넣고 3시간 30분간 가열하여 3.2리터의 기본 탕액을 얻었다. 상기 3.2리터의 기본 탕액을 오토클레이브에서 2기압 하에 증류·추출하여 얻어진 투명 한방 탕제를 필터링 부로 이송하여 중금속이나 부유물 또는 유해 성분을 여과하고 가압멸균기에 서 가열하여 2기압 내지 2.5기압 하에서 1시간 동안 완전 멸균시킨 후 투명 탕제를 3.0리터 얻었다. 상기 탕약의 성분을 분석하여 보면 숙지황 성분(5-hydroxymethyl fural)이 0.114 mg/100ml, 작약 성분(paconiflorine)이 3.42mg/100ml, 천궁 성분(phthalide)이 0.345mg/100ml였다.

〈비교 예 1〉

팔물탕을 기존 문헌의 기준 처방대로 군 : 신 : 좌 : 사의 약재 배합비를 1 : 1 : 1 : 1로 하는 첩당 33g으로 하여 약재를 배합한 후, 준비된 약재 5,280g 을 정수된 물 8.5리터와 함께 약탕기에 넣고 가열하여 2시간 30분간 끓인 후 찌꺼기는 분리하여 3.2리터의 탕약(원방 탕제)를 얻었다.

〈비교 예 2〉

비교 예 1에서 얻은 탕약 3.2리터를 문헌에 있는 금은화로 방법에 의해 일반 증류기에 넣고 증류하여 3.0리터의 증류 탕액을 얻었다.

다음 〈표 1〉은 상기 실시 예 및 비교 예에서 얻어진 탕액의 성분 검출 정량 시험 결과를 보여주는 도표이다.

〈표 1〉

시료 성분	실시 예	비교 예 1	비교 예 2
숙지황 성분 (5-hydroxymethl fural)	0.114	0.086	0.0034
작약 성분 (paconiflorine)	3.42	5.473	0.023
천궁 성분 (phthalide)	0.345	0.501	0.068

※ 본 시험 성적은 한국한의학연구원 정량 분석에 의한 성분 분석표에 의한 것임. 상기 〈표 1〉에서 알 수 있듯이 본 발명에 의한 투명 한방 탕제는 원방 탕제(비교 예 1)의 약효 성분에 근접하거나, 특정성분(휘발성분)의 함유량은 도리어 원방 탕제보다 높게 나타나고 있으나, 기존의 증류·추출법에 의한 투명 한방 탕제(비교 예 2)는 원방 탕제의 약효 성분에 훨씬 미달하고 있다.

5. 효과

본 발명은 중금속이나 농약 성분 등의 유해 성분이 한방 탕제에 함유되는 것을 원천적으로 제거하고 기존의 투명 한방 탕제가 약효 성분이 없거나 휘발에 의하여 소량밖에 함유되지 아니하였던 약효 성분을 그대로 유지하거나 도리어 약효 성분은 증가되면서도 기존의 투명 탕제가 갖고 있던 장점인 마시기 쉽고, 흡수가 용이한 등의 장점은 그대로 유지할 수 있는 효과가 있다.

(생략)

6. 청구의 범위

〈청구 항 1〉

투명 증류 한방 탕제에 있어서,

군·신·좌·사의 한약재 조성비를 3 : 1 : 1 : 1로 조성하는 단계, 상기 조성비의 한약재로 기본 탕액을 얻은 다음, 상기 기본 탕액을 가압증류기(오토클레이브)에서 약 2기압의 압력 하에서 3~4시간 동안 가열 증류·추출하는 단계, 수집통에 회수된 투명 한방 탕제를 다시 필터링 부로 이송하여 중금속이나 부유물 또는 유해 성분을 여과하는 단계, 이를 다시 가압멸균기에서 2기압 내지 2.5기압 하에서 1시간 동안 가열하여 완전 멸균시키는 단계를 갖는 것을 특징으로 하는 투명 한방 탕제의 제조 방법.

〈청구 항 2〉

제 1항에 있어서, 한방 약의 종류에 따라 상기 오토클레이브에 투입된 기본 탕액의 85~95용량%만을 증류·추출하는 단계를 갖는 것을 특징으로 하는 투명 한방 탕제의 제조 방법.

〈청구 항 3〉

군·신·좌·사의 한약재 조성비를 3 : 1 : 1 : 1로 하고, 상기 조성비의 한약재로 기본 탕액을 얻은 다음, 상기 기본 탕액을 오토클레이브로 약 2기압의 압력 하에서 3~4시간 동안 가열 증류·추출한 후 다시 필터링 부로 이송하여 중금속이나 부유물 또는 유해 성분을 여과하여 제거하고 가압멸균기로 2기압 내지 2.5기압 하에서 1시간 동안 가열하여 완전 멸균시킨 투명 한방 탕제.

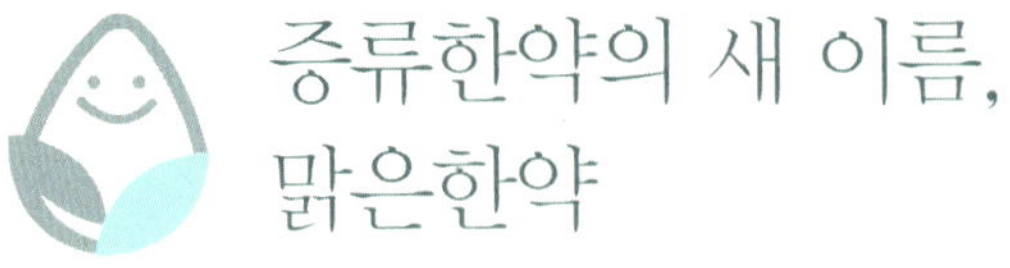

맑은한약은 증류기해탕이다

아이들은 성장, 발육하는 단계이기 때문에 성인에 비해 오장육부의 성장이 미숙하면서도 변화가 빠르다. 따라서 아이들의 증상이나 질병은 어른과 다른 방법으로 접근해야 한다. 무엇보다도 아이 개개인의 생리적 특징에서 부족한 부분들을 보충해 주는 것이 가장 중요하다.

1997년에 '도원아이한의원'으로 시작한 '아이엔여기한의원'은 국내 최초의 소아 전문 한방진료를 선보이면서 아이들 부모와 보호자들에게 호평을 받는 한편, 소아 전문 한의원들이 대거 등장하게 하는 촉발점이 되었다. 이후 아이를 위한 약재와 한약을 끊임없이 연구하여 아이가 쉽게 복용할 수 있는 한약인 증류한약을 만들어 특허를 취득하였고, 국가공인기관인 '한국한의학연구원'으로부터 안정성을 인정받았다. 우리는 이 증류한약을 '맑은한약'이라고 부르는 한편 '아이엔여기한의원'만의 독자 브랜드로서 '증류기해탕(蒸溜氣解湯)'이라는 이름을 붙이게 되었다.

‘증류기해탕’은 글자 그대로 기의 순환을 원활하게 한다는 의미를 담고 있다. 몸 안의 기가 정체되어 있을 경우 마치 고인 물이 썩거나 환기가 안 되는 공간이 탁해지는 것처럼 질병을 유발하게 된다. 한의학에서는 이런 증상을 기체증(氣滯證)이라고 한다. 사람의 몸은 체온을 유지하고 신진대사 활동을 하면서 끊임없이 열을 만들어낸다. 이러한 열은 몸 구석구석으로 전달되어 고르게 순환되어야 한다. 그런데 한 부분에 열이 정체되고 순환되지 못하면 이 상태를 ‘기가 정체되었다’고 하여 ‘기체증’이라고 한다. 이 기체증이 바로 질병의 원인이 된다. 기체증이 없는 아이는 외부의 자극에도 아프지 않고 건강하게 잘 자란다. 그런데 기체증이 있는 아이는 작은 스트레스, 약간의 피로, 작은 환경 변화에도 여러 증상과 질환들이 발생한다. 그래서 기체증을 풀어 주어 순환이 잘 되도록 해줘야 한다.

‘기의 순환’이란 혈액의 순환, 신경의 순환, 임파의 순환 등을 포괄하는 개념이다. 사람의 몸에서 이런 것들이 원활하게 이루어지지 않으면 증상과 질병으로 나타나게 된다. 가령, 어깨나 허리의 근육통이 있다면 그 부위의 혈액과 신경의 흐름이 잘 되지 못하고 있다는 증거이다. 아이들의 알레르기성 비염은 비인두와 비이강 부분에서 체액과 열의 순환이 잘 되지 않아서 일어나는 증상이다.

이러한 기체증이 발생하는 부위에 따라서 상초기체증, 중초기체증, 하초기체증이라고 한다. 상초기체증은 머리, 눈, 코, 귀, 입, 인후부, 기관지, 폐, 심장, 팔 등의 부위에 발생하는 기체증으로서 두통, 감기, 비염, 중이염, 천식, 야제증, 수면장애, 태열, 아토피 등의 병증으로 나타난다. 중초기체증은 위, 십이지장, 췌장, 담 등의 부위에 발생하는 기체증으로서 비만, 식욕부진, 식욕과다, 위염, 구취증, 다한증, 복통, 구토 등의 병증으로 나타난다. 하초기체증은 대·소장, 방광, 신장, 자궁, 허리, 다리 등의 부위에 발생하는 기체증으로서 설사, 변비, 성장부진, 성조숙증, 성장통, 요통, 무릎관절통 등의 병증으로 나타난다.

아이엔여기한의원에서 개발한 맑은한약인 '증류기해탕'은 이러한 기체증을 해소하기 위해 만들어진 한약으로 해당 병증과 체질을 고려하여 처방하게 된다. 증류기해탕은 막혀 있는 기의 흐름을 원활하게 하는 효과가 있으므로 근본 원인을 개선하여 매우 빠르게 치료되도록 한다. 물처럼 투명하여 복용이 쉬우면서도 약효는 그대로 보존하는 증류한약이다. 맛이 쓰지 않기 때문에 0세 아기부터 어른까지 누구나 부담 없이 복용할 수 있고 한국식품연구소 및 한국화학연구소의 객관적인 유해 성분 검사를 통과하여 안전성과 적합성에 있어서도 확인을 받았다. 특히 아토피, 비염, 구내염, 중이염 등의 염증성 질환과 소아경기(간질)와 성조숙증, 소아 비만 등의 열성 질환의 치료에 매우 효과적이며 잘 낫지 않는 난치성 소아 질환에도 치료 예후가 매우 좋다. 기체증이 없는 아이는 잔병치레가 없고, 정상적인 성장을 하기 때문에 성조숙증과 같은 성장 불균형이 나타나지 않는다. 사춘기에도 호르몬 균형이 깨지지 않고 정서적으로도 안정 상태를 이룬다.

맑은한약(증류기해탕)은 처방전에 따른 한약제로부터 추출한 한약 원액을 다시 가열하고 냉각시키는 증류 과정을 거쳐서 만들어진 투명한 형태의 한약으로서 물과 거의 흡사한 형태를 띤 한약이다. 일반적으로 알려진 증류법은 순수한 물이나 특정물질을 추출하는 방법이지만 맑은한약을 추출하는 증류법은 유효 성분을 많이 포함할 수 있도록 기존 처방법과는 다른 특수 증류 시스템으로 설계된 것으로, 기존 증류한약과는 달리 성인 치료까지 가능한 한약이다. 엄밀히 말하자면 일반적인 증류법과는 원리와 개념이 조금 다르며 처방전과 탕제 시스템의 차이에 따라 그 유효 성분과 약효가 달라지게 된다.

　이렇게 만들어진 맑은한약(증류기
해탕)은 물을 마실 수 있는 사람이면
누구라도 복용할 수 있다. 쓴맛이나
냄새가 거의 없어 탕약을 복용하기 힘
들어 하는 사람들, 특히 영유아나 임산
부들에게 좋으며, 일반인들에게도 약

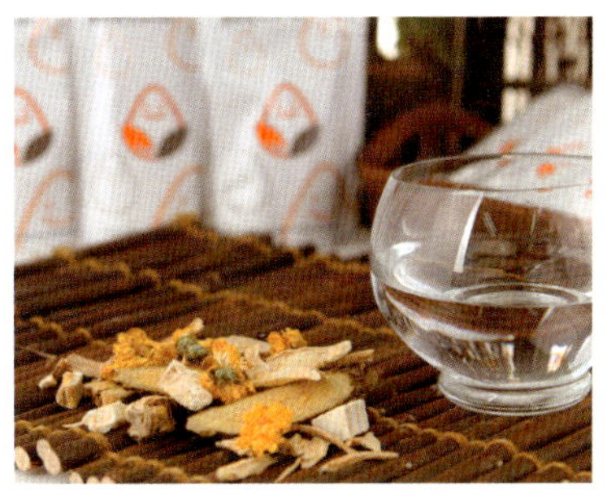

효의 흡수가 좋아 뛰어난 효능을 발휘한다.

▶ 맑은한약의 특징과 장점

1. 무색, 무미, 무취하다

　맑은한약 이전의 한약은 검고, 한약재 특유의 냄새가 나고, 쓴맛이 있었
다. 이런 특징 때문에 아이들이나 입덧이 심한 임신부, 비위가 약한 사람들
은 한약 복용이 어려웠다. 반면에 맑은한약은 기존의 한약과 약효는 동일
하면서도 무색, 무취, 무미하므로 맛이 쓰지 않아 0세 아기부터 어른까지
누구나 복용하기 쉽다.

2. 소화 흡수력이 빠르다.

　맑은한약은 기존의 한방 약제에 비해서 소화 흡수가 월등히 빠르고 뛰어
난 것으로 연구 결과에서 나타났다. 또한 기존의 한약을 복용하면 나타날 수
있는 소화기 장애를 완벽히 해결함으로써 치료가 신속하고 부작용이 없다.

3. 편리하고 간편하다.

　기존의 한약은 파우치로 나오긴 하지만 먹을 때에는 따뜻하게 데워 먹어
야 원래의 효과를 얻을 수 있다는 전제가 있었다. 그런데 맑은한약은 따로
데우지 않고 차게 먹어도 약효에 전혀 차이가 없다. 상온 보관이 가능하므
로 서늘한 곳에 두거나 가지고 다니기도 간편하다. 장기간 저장할 때엔 냉

장, 냉동 보관도 가능하다. 물처럼 식사 전후 상관없이 복용 가능하고, 아기들에게는 약에 분유를 타주어도 잘 먹는다. 바쁘거나 미처 챙기지 못해서 한나절 정도 약을 먹지 못했을 때에는 남아 있는 하루 분을 2시간마다 복용해도 된다.

4. 치료 효과가 좋다.

사람이 섭취하는 모든 식품은 어떤 것이든 부드럽게 흡수되고 배설되어야 좋은 것이다. 특히 약은 우리 몸 속에 오래 남아 있으면 내성이 생겨서 약이 잘 안 받는 등 부작용을 일으킬 수 있다. 그런 점에서 맑은한약은 안전하다. 단지 복용만을 편리하게 만든 차선의 한약이 아니다. 국가공인기관인 '한국한의학연구원'의 객관적인 약효 성분 검증과 1997년부터 오랜 임상을 거쳐 다양한 질환과 치료 효과까지 검증된 새로운 차원의 한약이다. 소화 흡수가 빠르고 뛰어나 어지러움이나 울렁거림 등 부작용 없이 복용할 수 있으며, 치료 효과가 탁월하여 순한 맛 그대로 우리 몸을 부드럽게 치유해 준다.

5. 모든 유해 성분으로부터 안전하다.

맑은한약은 한약의 청정화와 무공해를 지향한다. 3시간 이상 달이는 1차 제약 과정을 거쳐서 다시 2차 제약 과정인 증류 과정을 거치면서 농약, 방부제는 물론 중금속 등 기타 유해 성분이 없는 무공해 한약액으로 추출되므로 안심하고 복용해도 된다. 한국식품연구소 및 한국화학연구소의 객관적인 유해 성분 검사를 통해 먹는 물 수준의 엄격한 검사까지 통과하였다.

6. 고품질의 약재와 최신 탕제 시스템

한약재는 고품질의 약재만을 엄선하여 사용함으로써 약효를 극대화하고 있다. 또한 치료 효과와 약효를 높이기 위해 특수 제작한 스팀가열방식의 약탕기를 사용하여 저온 진공 추출을 유도함으로써 약 성분의 파괴와 변질을 막고 있다.

7. 위생적인 진공 포장

기화된 맑은한약은 스팀가열식 저장 탱크에서 다시 한 번 가열 처리되어 포장기로 이동되어 위생적으로 진공 포장되는 자동화 시스템을 갖추고 있다.

▶ 맑은한약의 조제 공정(저온 가압법)

1. 3단계 정수 시스템

1차 Membrane Filter*3 (Hollow fiber로 중금속과 바이러스 이온성분 미생물 등의 오염물질 제거) ⇒ 2차 Carbon Filter*2(Activated carbon으로 냄새 및 유독성분 제거) ⇒ 3차 Ceramic Filter*1(항균, 탈취기능으로 자연수화)로 6개의 Filter Housing을 통과 정수된 물을 사용한다.

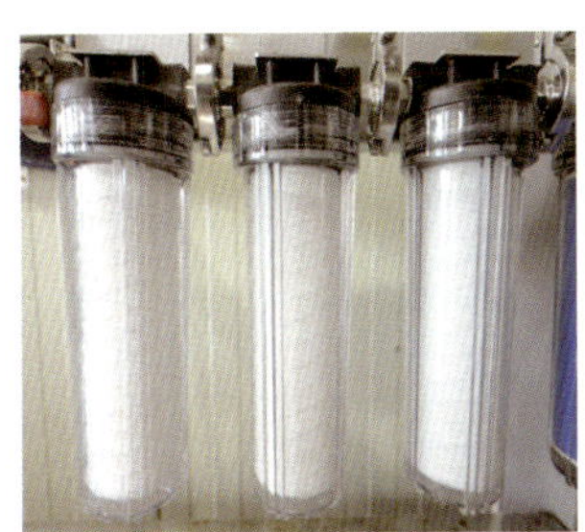
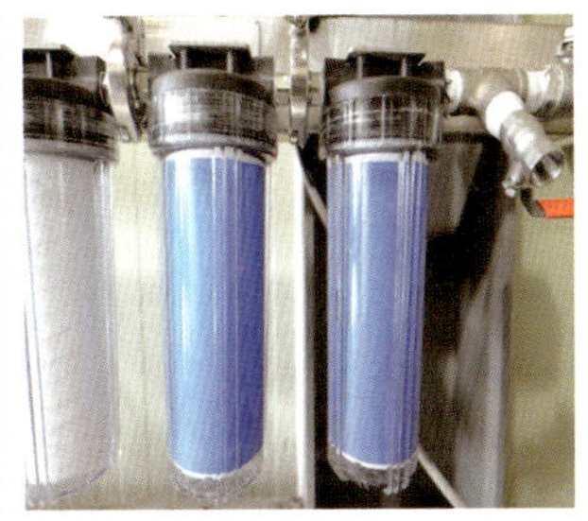
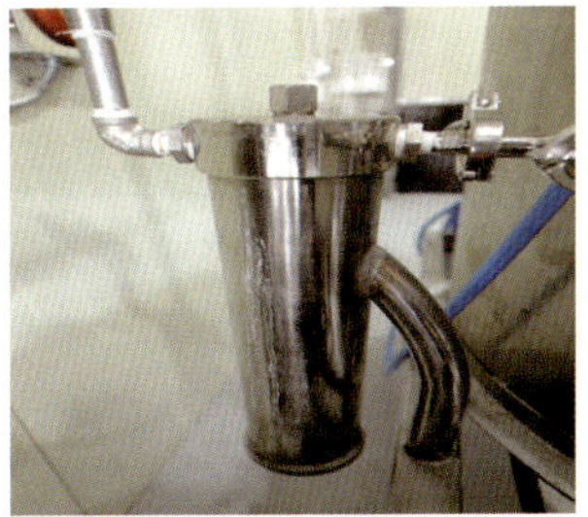

2. 중탕 탕전 (스팀 가열식)

특수 소재로 제작한 탕기를 관류 보일러로 발생시킨 스팀으로 가열하여 중탕효과를 냄으로써 약 성분의 파괴와 변질을 막고 약을 부드럽게 함.

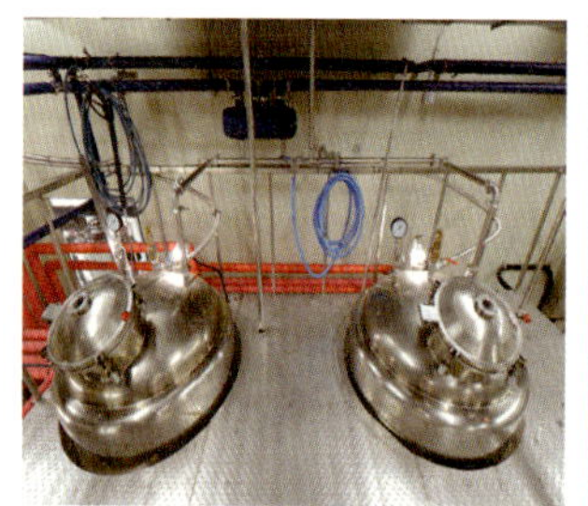
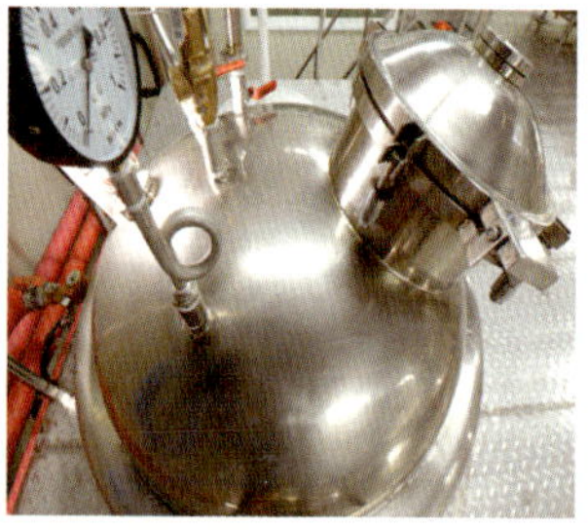

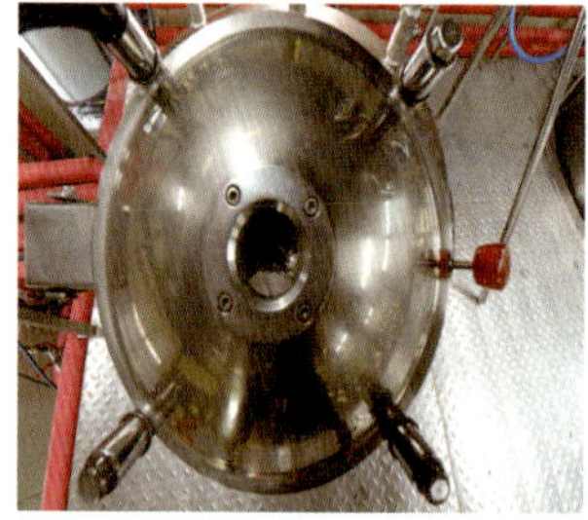

3. 증류 추출

저온감압추출 방식으로 섭씨 80~90℃의 저온 상태에서 약물을 기화시
킴으로써 약 성분의 파괴와 변질을 최소화하여 증류원액을 추출한다. 추출
탱크 내에 교반 장치를 설치하여 저온 추출 효율을 높였다.

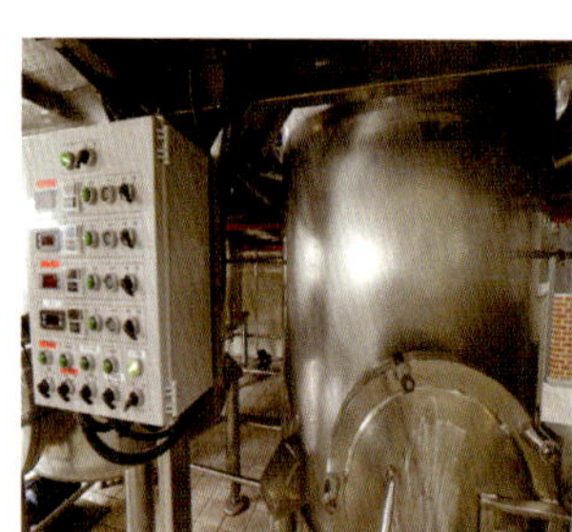
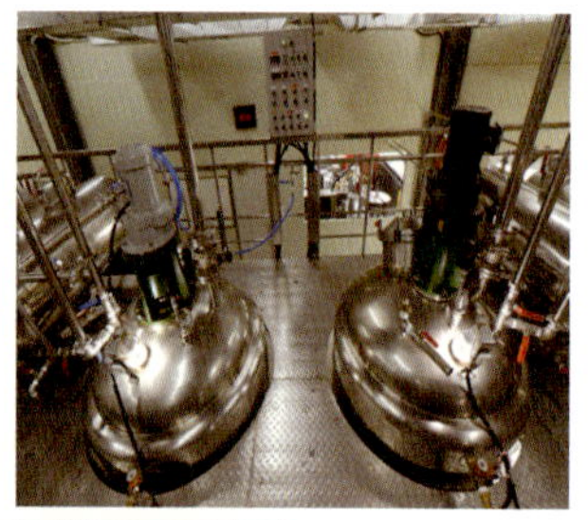

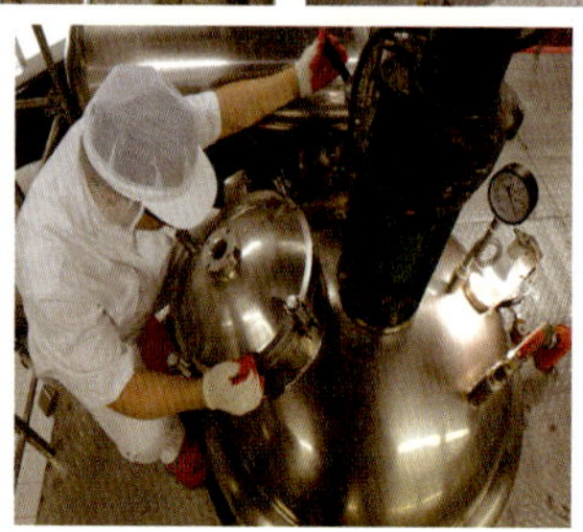

4. 냉각 액화

기화된 수증기를 다시 냉각 콘덴서(열 교환기)를 통하여 액화시킨다. 특수 냉각기를 통하여 냉각수의 온도를 일정하게 유지시키면서 효율을 극대화하였다.

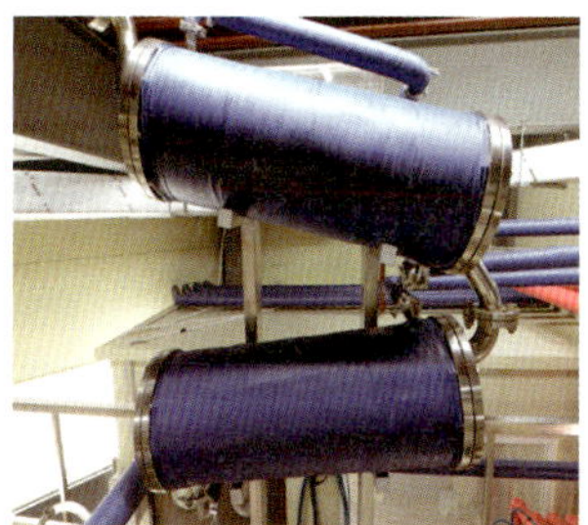
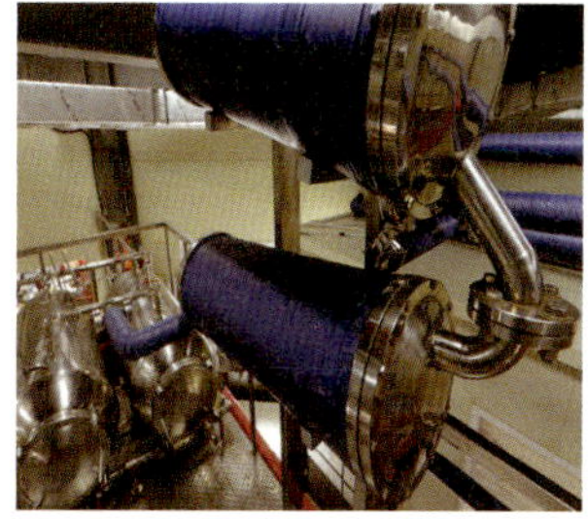
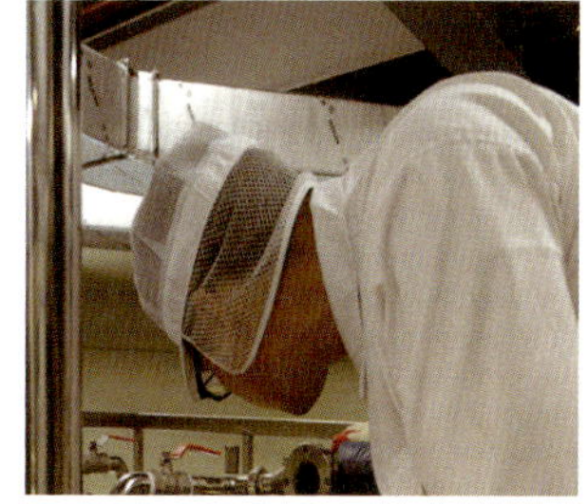

5. 멸균 가열

안전하고 위생적인 시스템 하에서 멸균 과정을 거친다.

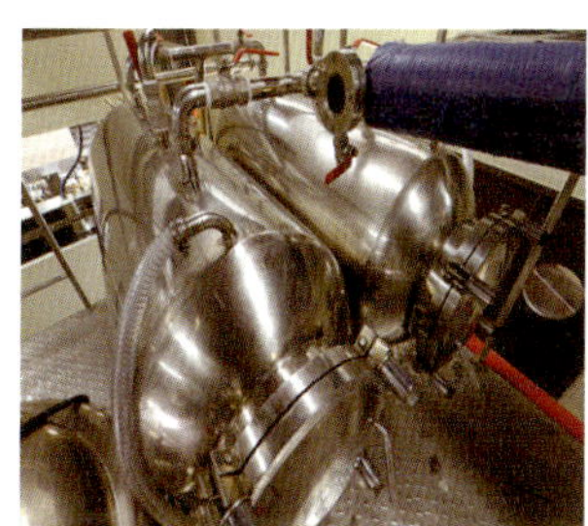
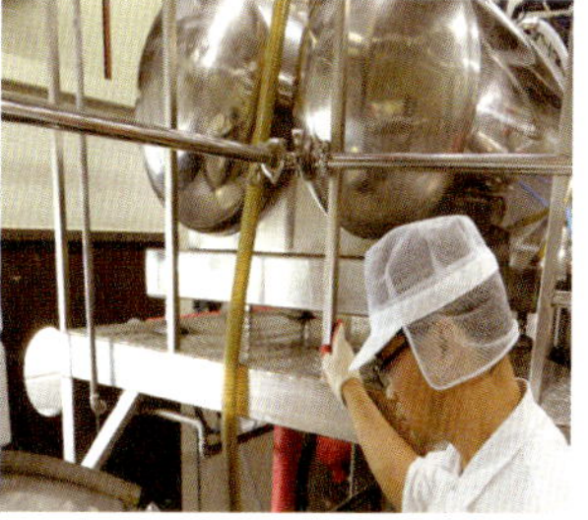

6. 자동 포장

위생적으로 대량 포장이 가능하도록 모든 공정을 자동화하여 처리한다.

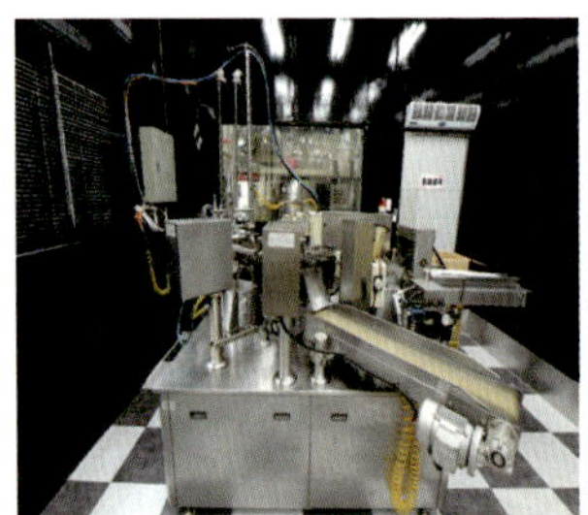
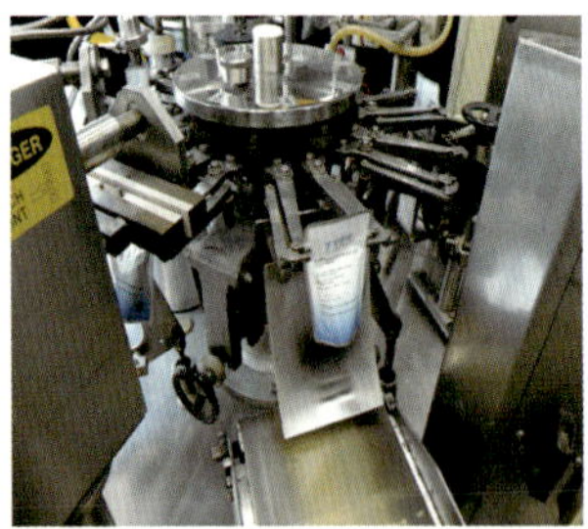
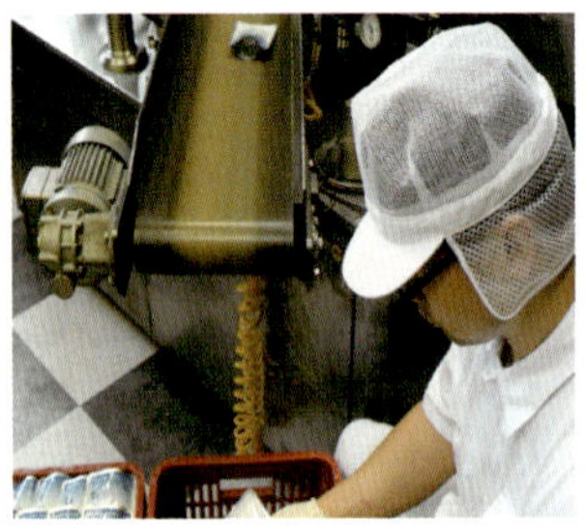

맑은한약은 체중 감소,
골성장, 면역력 증강에도 탁월하다

맑은한약은 몸 안의 기가 정체된 전반적인 기체증 치료에 매우 탁월한 효과를 나타내는 증류한약이다. 기체증 치료에 우수한 이유는 맑은한약의 대표적인 특성인 '차가운 기운을 올라가게 하고 뜨거운 기운은 내려가게 하는' 수승화강의 탁월한 효과 때문이다. 몸의 순환을 빠른 시간에 좋게 하여 다양한 증상들을 개선해 주기 때문에 원래 치료하려던 부분 외에도 복합적인 제반 증상들이 개선되는 것이다.

그 중에서도 맑은한약은 비만 개선, 골 성장, 면역력 증강 등에 매우 뛰어난 효과를 보이는 것으로 나타났다. 우리는 이 부분의 객관적이고 엄중한 평가를 받아보기 위하여 '한국한의학연구원'에 '맑은한약이 비만, 골 성장, 면역 부분에 미치는 영향'에 대한 연구를 의뢰하였다. 결과는 이 세 가지 부분에서 모두 뛰어난 연구 결과가 나왔다는 것이다.

다음은 2002년 10월에 '한국한의학연구원'으로부터 받은 '증류한약 Di-BP 099탕(湯)이 비만, 골 성장 및 면역에 미치는 영향'이라는 제목의 연구 보고서 중 일부를 발췌한 것이다.

■ 증류한약 Di-BP 099탕(湯)이 비만, 골 성장 및 면역에 미치는 영향

연구기관 : 한국한의학연구원

목차

1. 연구의 필요성 및 배경

2. 연구의 내용

3. 재료 및 방법

 1) 증류한약 Di-BP 099湯의 처방 구성

 2) Di-BP 099가 3T3-L1 전지방세포에 미치는 영향

 3) Di-BP 099가 마우스 골아세포에 미치는 영향

 4) C57BL/6 mouse를 이용한 동물 실험

 5) Di-BP 099가 마우스 비장 임파구에 미치는 영향

 6) Di-BP 099가 macrophage의 활성에 미치는 영향

4. 결과 및 고찰

 1) Di-BP 099가 3T3-L1 전지방세포에 미치는 영향

 2) Di-BP 099가 3T3-L1 마우스 골아세포에 미치는 영향

 3) C57BL/6 mouse를 이용한 동물 실험

 4) Di-BP 099가 마우스 비장 임파구에 미치는 영향

 5) Di-BP 099가 macrophage의 활성에 미치는 영향

5. 요약

참고 문헌

1. 연구의 필요성 및 배경

(생략)

한방의 치료 원리는 항상성을 중시하는 것으로 항상성의 유지는 호르몬계, 신경계, 생체방어(면역)계 및 각종 대사계 등의 다양한 신체 시스템이 적절히 작용하고 또한 서로 밀접하게 영향을 주고받아 연동함으로써 이루어진다. 면역반응이란 체내에 존재하는 자기방어체계로서 외부로부터 침입해오는 각종 물질이나 생명체를 자기 자신과 구별해 내어 이 침입자를 제거하는 복잡한 생물현상으로, 자기방어를 위한 감시체계는 크게 두 가지 기작에 의해 이루어지는데 하나는 체액성 면역이고 다른 하나는 세포성 면역이다.

세포성 면역은 지연형 과민증, 세포내 병원체, 곰팡이 등의 세포 내 기생체, 바이러스, 항종양면역, 동종이형이식의 거부, 어떤 물질의 알러지, 일부의 자기면역질환 등에 관여하고 체액성면역은 항체 또는 면역 globulin에 의한 기능이 관여하고 있다. 세포성 면역반응은 임파계에 속하는 세포들에 의해서 이루어지는데 T-림프구(killer 세포), 자연 살해세포(NK cell), 활성 대식세포, lymphokine 등이 관여하는 각 세포 상호작용 등이 세포성 면역응답을 담당하고 있고, 체액성면역반응은 혈청, 림프, 조직액 중에 존재하는 B-림프구에서 형성된 면역글로불린에 속하는 항체가 보체(補體)나 K 세포의 협력을 얻어서 담당하고 있다.

(생략)

키 크기에 관련이 깊은 골격의 형성은 골격 구성 세포들이 분화와 상호작용에 의해 이루어지는데, 골격을 구성하는 주요 세포는 연골세포, 골모세포, 그리고 파골세포로 되어 있으며 골모세포와 파골세포의 활성과 분화는 성장시 골격형성과 골격 재구성을 수행한다. 골격의 구조를 보면 뼈의 양끝에 골단연골이라고 부르는 성장판이 있는데 바로 이 부분이 성장호르몬과 영양이 풍부한 혈액을 공급받아서 성장하는 부분이며 각 뼈 사이에 공간이 있어야 성장이 가능하다.

(생략)

본 연구에서는 증류한약 Di-BP 099가 면역증진 기능과 비만 그리고 골성장에 대해 임상적으로 탁월한 효과를 나타내고 있어 이에 대한 객관적인 지표를 얻기 위해 조사하였다.

2. 연구의 내용

본 연구에서는 증류한약 Di-BP 099에 대해 비만에 미치는 효과를 살펴보기 위해 C57BL/6 ob mouse에서 분리한 3T3-L1 전지방세포 모델을 이용하여 증식과 분화에 미치는 영향을 조사하였고, C57BL/6 mouse을 이용하여 동물 실험을 하였다. 그리고 면역증진 효과에 대해서는 spleen lymphocyte의 mitogenic activity 측정과 macrophage의 활성에 미치는 영향을 평가하기 위해서 macrophage의 NO 생성을 측정하였다. 또한, 골성장에 미치는 영향을 살펴보기 위해 마우스 골아세포의 증식에 대해 MTT법으로 측정하였다.

(생략)

4. 결과 및 고찰

1) Di-BP 099가 3T3-L1 전지방세포에 미치는 영향

(생략)

Table 1에서는 50-250㎕ 혹은 50-250ppm 사이의 간격을 50씩으로 하여 시험한 결과 증류한약이 전지방세포 3T3-L1 세포의 증식을 억제하는 데 탁월한 효과를 보여 주었고, Fig. 1의 결과를 재확인하여 주었다. 여러 가지 인자가 관여하고 있는 전지방세포의 증식단계에서 본 실험에서 사용한 증류한약을 응용한다면, 지방세포의 지방생산을 조절하거나, 에너지의 과승 섭취로 인한 과다한 지방생산과 축적을 억제시킬 수 있다고 사료된다.

(생략)

이상의 결과를 정리해 보면, 증류한약은 전지방세포 3T3-L1에 대해 증식 과 분화를 현저하게 억제하는 작용이 확인되어 증류한약이 비만에 탁월한 효과가 있음이 확인되었고, 증류한약이 in vivo에서 비만에 미치는 영향을 검토할 필요성이 있다.

(생략)

2) Di-BP 099가 마우스 골아세포에 미치는 영향

골아세포는 일련의 과정, 즉 증식기, 골단백질 합성 시기 및 석회화 시기 를 거쳐 성숙된 조골세포로 분화한다. 골 형성을 자극하여 성장을 촉진시 킨다는 많은 키 크기 상품들이 시판되고 있는데 객관적으로 입증된 상품들 은 거의 없는 실정이며, 일부는 부작용도 보고되고 있는 실정이다. 최근 홍 삼사포닌이 골모세포를 활성화되는 보고가 있어, 이에 본 실험은 증류한약 Di-BP 099가 골아세포에 미치는 영향을 알아보기 위해서 1, 10, 100㎕ 농도 에서 증식능을 MTT법으로 관찰하였다. MTT assay의 결과 각 시료군들은 1㎕와 10㎕에서 골아세포의 증감에 영향을 미치지 않았지만 100㎕로 처리 한 경우 Di-BP 099와 HM에서 골아세포의 증식이 감소하였다. Fig. 3은 분 리한 골아세포에서 분비된 골 무기질을 von Kossa staining하여 확인한 사 진으로 골아세포가 정상적으로 배양되었음을 보여주고 있다.

(생략)

3) C57BL/6 mouse를 이용한 동물 실험

(사료)

증류한약을 투여한 DHM-1군은 비교대조군 CON에 비해 3주 때에 유의성 있는 체중감소를 보였지만 이는 마우스들이 사료를 기피하는 데 기인한 일시적인 경향이었지만. 비만유도가 정상적으로 발생한 2주 후인 7주와 4주 후인 9주에는 통계적으로 유의성 있는 $p < 0.05$로 체중감소를 나타냈고 8주에는 $p < 0.001$로 현격한 체중감소를 보였다. 전반적으로 실험 종료 때까지 체중을 감소시켜 흥미로운 결과를 얻을 수 있었다.

증류한약을 투여한 DHM-2군은 비교대조군 CON에 비해 현저한 차이가 없으나 체중을 감소시키는 경향을 보였는데, 증류한약 Di-BP 099가 투여된 시점이 실험 종료 2주 전인 것을 감안할 때 좀 더 실험 기간을 연장한다면 유의성 익는 체중 감소가 기대할 수 있다고 생각한다. 수컷 C57BL/6mouse를 10주간 고지방식이 사료와 증류한약 Di-BP 099로 사육한 후 해부하여 간장과 비장을 적출하여 무게를 측정한 결과, 증류한약 Di-BP 099을 투여한 DHM-1군은 간에서 비교 대조군(CON)에 비해 $p < 0.05$로 유의성 있게 무게가 감소하였고, DHM-2군은 간과 비장에서 비교 대조군(CON)에 비해 $p < 0.05$로 유의성 있게 무게가 감소하였다.

(생략)

4) Di-BP 099가 마우스 비장 임파구에 미치는 영향

(생략)

증류한약이 정상면역세포의 증식에 미치는 영향을 검사하기 위해 spleen lymphocyte의 mitogenic activity 측정하였다. Mitogenic activity는 MTT assay를 이용하여 세포 생존율로 평가하였다. 증류한약 Di-BP 099는 1㎕에서는 세포 생존율에 별다른 영향을 주지 않았지만, 10㎕과 100㎕에서는 증식을 억제하였고, 증류한약의 원방 HM에서는 세포 생존율에 별다른 영향을 주지 않았고 증류한약의 원방을 동결 건조한 분말 엑스시료 HMD 는 저농도인 1㎕에서는 세포의 증식을 촉진하였지만 고농도인 100㎕에서 는 세포의 증식을 억제하는 흥미로운 결과가 나타났다.

(생략)

5) Di-BP 099가 macrophage의 활성에 미치는 영향

Macrophage는 골수로부터 생산되는 세포로서 외부로부터 들어오는 이 물질을 직접 내부로 흡수하여 죽이거나 분해하여 제거하는 기능을 가짐으 로써 자연면역반응에 매우 중요한 기능을 수행하며, 외부로부터 흡수한 항 원을 적절히 변형시켜 T세포로 하여금 그 항원을 인식하게 하여 면역반응 을 유도함으로써 궁극적으로 항체를 만들도록 한다. Macrophage는 조직 이나 간, 비장, 임파선, 혈액 등에 널리 분포되어 있어서 혈액을 타고 전달 되는 미생물 등의 외부물질을 파괴하는 phagocytosis 기능을 갖고 있는데, 종양세포와 접촉하게 되면 radical 등을 분비함으로써 종양세포의 제거 기 능도 가지고 있다.

증류한약 Di-BP 099가 비장 임파구에는 영향을 미치지 않았지 만 mitogen이 있을 경우는 세포분열이 일어나기 때문에 증류한약이 macrophage의 활성에 미치는 영향을 알아보았다. 증류한약 Di-BP 099가 macrophage의 활성에 미치는 영향을 평가하기 위해서 macrophage의 NO 생성을 측정하여 백분율로 결과를 얻었다.

(생략)

본 연구에서는 대식세포 RAW264.7세포를 LPS(10 mg/ml)로 활성화시킴 과 동시에 Di-BP 099를 첨가하고, 18시간이 경과한 후 생성된 NO의 양을 측정하였다. LPS로 활성화된 RAW264.7 세포는 Di-BP 099를 첨가하였을 때 NO의 생성이 첨가된 농도에 비례하여 억제됨을 관찰하였다. 증류한약의 원방 HM과 증류한약의 원방을 동결 건조한 분말 엑스시료 HMD을 첨가 시에도 NO의 생성이 농도에 의존적으로 억제되었는데, HM이 HMD보다는 효과가 높았다. 이러한 결과는 증류한약 Di-BP 099가 증류한약의 원방 HM에 준하는 강한 항염 효과를 가지고 있다는 것을 의미한다.

5. 요약

증류한약 Di-BP 099에 대한 비만 억제 효과가 있음을 3T3-L1 세포와 고지방식(fat 38.6%)으로 비만을 유도한 수컷 C57BL/6mouse에서 확인하였고, 또한 증류한약 Di-BP 099가 macrophage를 활성화시켜 항염 효과가 있음을 iNOS assay에 의해 확인되었다. 이들에 대한 결과를 요약하면 다음과 같은데;

1) 3T3-L1 전지방세포를 모델로 하여 증류한약 Di-BP 099가 비만에 미치는 영향을 조사한 결과 아래와 같이 효과적으로 증식과 분화를 억제하고 있음을 보여 주었다.

① 3T3-L1 전지방세포의 증식률에 미치는 영향을 조사한 결과는 증류한약 Di-BP 099는 250과 100㎕에서 $p < 0.001$로 억제하였다.

② Di-BP 099는 분화유도물질들을 첨가하여 Di-BP 099가 3T3-L1 지방세포의 분화 정도를 측정한 결과, Di-BP 099는 100과 1㎕에서 각각 $p < 0.05$로 분화를 억제하였다.

③ Di-BP 099는 분화유도물질들을 첨가하지 않고 Di-BP 099가 3T3-L1 지방세포의 분화정도를 측정한 결과, Di-BP 099는 100과 10㎕에서 보다 1㎕에서 $p < 0.001$로 강하게 분화를 억제하였다

2) 수컷 C57BL/6mouse를 고지방식이(fat 38.6%)로 비만을 유도하고 증류한약 Di-BP 099의 효과를 실험한 결과 아래와 같은 비만억제 효과의 결

과를 얻을 수 있었다.

① 고지방식이를 섭취하면서 Di-BP 099를 섭취하는 실험군인 DHM-1은 비만 유도가 정상적으로 발생한 2주 후인 7주와 4주 후인 9주에는 통계적으로 유의성 있는 $p<0.05$로 체중감소를 나타냈고 8주에는 $p<0.001$로 현격한 체중감소를 보였고, 전반적으로 실험 종료 때까지 체중을 감소시켰다.

② 간장과 비장을 적출하여 무게를 측정한 결과, 증류한약 Di-BP 099를 투여한 DHM-1군은 간에서 비교 대조군(CON)에 비해 $p<0.05$로 유의성 있게 무게가 감소하였고, 고지방식이를 섭취하면서 비만유도가 된 후 Di-BP 099를 섭취하는 실험군인 DHM-2군은 간과 비장에서 비교 대조군(CON)에 비해 $p<0.05$로 유의성 있게 무게가 감소하였다.

③ 혈액생화학적 검사는 혈장의 ALT, AST, glucose, triglyceride 및 cholesterol의 양을 측정하였는데, 비교 대조군(CON)에 비해 DHM-1군과 DHM-2군은 Triglyceride가 현저하게 $p<0.001$로 감소하였다.

3) 증류한약 Di-BP 099가 macrophage의 활성에 미치는 영향을 평가하기 위해서 macrophage의 NO 생성을 측정한 iNOS assay의 결과 Di-BP 099가 강한 항염 효과를 가지고 있다.

2

식치(食治), 내가 먹는 음식이 나를 만든다

임신을 하려는 부모나 임신 중인 여성들은 먹는 것들에 신경을 쓰지 않으면 안 된다. 부모가 몸에 노폐물이 있는 상태에서 아이를 가지면 아이도 부모와 같은 노폐물을 갖고 태어나게 된다. 가령 엄마가 커피를 마시고 바로 아기에게 젖을 주면 아기도 똑같이 커피를 마시는 것과 같다. '태아알코올증후군(fetal alcohol syndrome)'이 있다. 임신부가 임신 중 음주를 함으로써 태아에게 신체적 기형과 정신적 장애가 나타나는 선천성 증후군을 말한다. 산모의 입으로 들어간 모든 음식의 영향이 이렇게 고스란히 아이에게 전해져 아이의 일생 건강을 지배한다고 보면 된다.

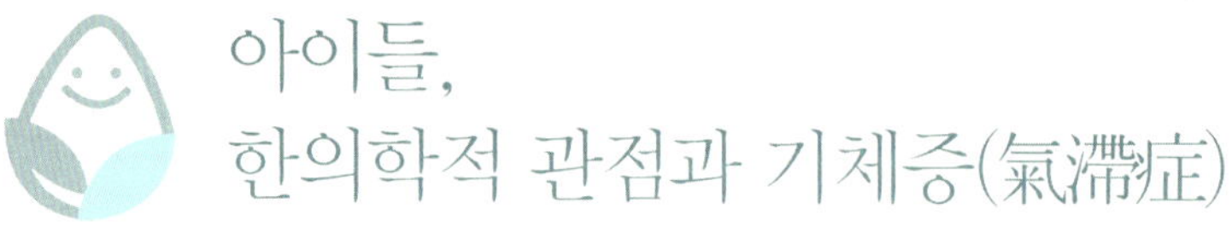

아이들, 한의학적 관점과 기체증(氣滯症)

아이들은 오장육부의 기능이 미성숙하다

아이는 어른과 달리 외적인 발달도 미성숙할 뿐만 아니라 내부의 오장육부 발달이 불완전하여 신체가 변화무쌍하고 생장 기능이 왕성하여 어른과는 다른 생리적 특성을 띠고 있기 때문이다. 때문에『동의보감』에서는 "남자 열 사람의 병을 치료하기보다 부인 한 사람의 병을 치료하기가 어렵고, 부인 열 사람의 병을 치료하기보다는 아이 한 사람의 병을 치료하기가 어렵다"라고 적고 있다. 아이들은 표현력이 발달하지 않아 아픈 부위를 정확하게 말하지 못하고 진찰하기도 어려워서 치료하기가 쉽지 않다.

아이의 질병을 바라볼 때는 병명이 무엇인가를 밝히는 것보다 아이 개개인의 생리적인 특성을 판단하여 부족한 부분을 보충해주는 것으로 치료를 해야 한다. 위장만 보아도 어른과 아이는 모양이 같지 않다. 아이의 위는 물주머니 같은데 아래위를 잡아주는 근육이 있을 뿐이어서 음식을 쉽게 토하기도 한다. 그만큼 오장육부의 발달이 미성숙하다. 또한 탯줄로 영양을 공급받으며 숨을 쉬던 구조에서 출산 후 제 입으로 먹고 숨을 쉬어야 하기에 호흡기와 소화기가 자주 약해지고 탈이 난다.

따라서 갓 태어난 아이를 보고 백일 뒤의 모습을 상상할 수 없으며, 일 년이 지난 돌 무렵에는 체중이나 신장은 물론 얼굴마저 많이 달라지게 된다. 한의학에서는 이렇게 왕성하게 성장하는 모양을 일컬어 "소양지기(少陽之氣)가 충만하다"고 표현한다. 소양의 기운이란 봄의 기운과 같이 위로 솟으려는 기운으로 아이를 일컬어 '양기가 강하다'고 표현하는 이유가 여기 있다.

만약 소양의 기운이 없다면 아이는 성장할 수도 없을 뿐더러 그 특유의 발랄함과 넘치는 생명력도 생각할 수 없다. 특히 갓 태어난 아이일수록 소양의 기운이 많기 때문에 성장이 활발하다. 그런데 양의 기운은 성장에 이로운 면을 가져다주는 반면 그만큼 음의 기운이 부족해져 사소한 질환에도 잘 걸리게 한다. 한방에서는 음양의 균형을 중요시하는데 음은 형태를 양은 기를 의미해서, 양이 지나치게 넘치는 아이들의 경우 음이 부족하기 때문에 형태가 온전치 않다고 설명하고 있다.

형태가 온전치 않다는 것은 무엇일까? 아이들의 신체 중에 머리 비율이 큰 것, 뼈가 부드러워 얼굴과 다리가 쉽게 닿는 것, 피부가 유난히 보들보들한 것, 오장육부가 취약한 것 모두가 음의 기운이 부족한 탓에 오는 형태의 불완전함이다. 대개 이런 아이들의 질병은 음을 보충해주는 방법으로 치료해야 한다.

물론 노인도 쉽게 질병에 걸릴 수 있다. 그러나 노인과 아이는 전적으로 다르다. 노인은 형태가 딱딱하고 기운이 없다. 즉 음이 강하고 양이 약하다. 결국 아이들은 생명력이 왕성하여 양의 기운이 넘치지만 완전한 생명체가 아니어서 외부의 충격, 기후의 부적합, 잘못된 섭생과 육아, 영양관리

부실 등의 요인으로 쉽게 몸의 균형과 흐름이 무너질 수 있다.

그리고 아이들이 지닌 소양의 기운은 열의 형태로 표출된다. 그래서 평소에도 아이들은 어른보다 열이 많다. 아이를 서늘하게 재우라던 옛 선인들의 육아법에는 그런 이유가 있었던 것이다. 때문에 아이들은 금방 열이 올랐다가도 잘 떨어지고, 기분이 갑자기 좋아졌다가 바로 나빠지면서 짜증을 내기도 한다. 또 쉽게 허해지기도 하고 쉽게 실해지기도 한다. 그렇게 변화무쌍한 존재가 아이들이다. 그래서 아이들의 증상과 질환에 접근할 때에는 이런 아이들 고유의 특성을 잘 파악하고 있어야 한다. 그러기 위해선 아이들의 몸에 왜 탈이 나고 질병에 걸리는지 근본적인 원인을 알아야 한다.

사람은 누구나 부모에게 받은 선천의 기(氣)와 태어난 후에 호흡과 음식에서 받은 후천의 기가 합쳐진 원기(元氣)를 가지고 살아가게 된다. 기는 다양하고 필수적인 작용을 해야 하기 때문에 잠시도 정체되어서는 안 된다. 그런데 선천의 기가 약하거나 후천의 기를 충분히 보충받지 못한다면 원기가 자연히 손상될 것이고, 이럴 때 외부의 나쁜 기, 즉 사기(邪氣)가 침범하게 되면 질병에 걸리게 되는 것이다.

이처럼 기가 정체된다는 것, 기의 순환에 장애가 온다는 것은 생명활동의 기본 전제에 심각한 장애가 생긴다는 걸 의미한다. 인체의 모든 증상 및 질병의 원인 인자로 작용하게 되며 한의학에서는 이것을 통칭하여 기체증이라고 한다. 서양의학적인 관점으로 사기를 설명하면 세균이나 바이러스 같은 것이라고 할 수도 있겠지만, 나쁜 기라는 것은 원기가 강할 때는 아무런 문제를 일으키지 않지만 원기가 약해지면 나타나는 기의 치우침 현상, 즉 기의 순환이 잘 되지 않는 기체증 상태에서의 외부인자 침입이라고 할 수 있다.

아이들이 탈이 나고 아픈 것도 기체증으로 풀 수 있다. 기의 가장 기본적인 특성인 순환작용에 문제가 생겼기 때문이다. 마치 고인 물이 썩게 되거나 환기가 안 되는 공간이 금방 탁해지는 것과 같다. 한의학에서는 기의 순환체계를 세분하여 기가 도는 큰 길을 '경(經)'이라 하고, 작은 길을 '락(絡)'이라 하여, '경락' 상에서 기가 모이거나 중요한 지점을 '경혈'이라 하여 치료나 검사의 중요한 포인트로 여기고 있다. 그런데 기체증이라는 것은 이 경락과 경혈에 문제가 생겼다는 걸 의미한다. 즉, 몸 안에 노폐물이 축적되어 증상으로 발현될 수 있다는 것이다.

▶ 건강을 위협하는 3가지 노폐물

1. 과하면 노폐물이 된다.

현대인은 30년 전의 사람들하고 몸의 환경이 많이 다르다. 가장 큰 차이로 옛날에는 부족해서 병이 났지만 요즘은 반대로 넘쳐서 병이 난다. 설탕이 만들어진 초창기 때는 설탕을 두통약으로 사용했다. 옛날 사람들이 머리가 아프고 어지러웠던 이유는 대부분 체내 에너지원의 부족이 원인이었기 때문이다. 이럴 때 설탕 한 수저를 먹으면 머리가 번쩍 열리는 느낌이 들고 두통도 사라지고 힘이 났다. 이런 이유로 서양에서는 티타임이 만들어졌다.

과거 일반 서민들은 귀족들처럼 음식을 잘 먹지 못하고 빵 한 조각, 감자 한 개로 끼니를 때웠는데, 그 양은 고된 육체노동을 하는 사람에겐 턱없이 부족한 식사였다. 그런데 차에 설탕을 타서 먹으니까 머리 아픈 것이 없어지고, 힘도 나고 기분도 좋아졌다. 하지만 현대인들은 과거보다 육체노동이 적어져서 칼로리 공급이 부족하지도 않고 영양 공급도 예전보다 많이 개선되었는데도, 그냥 커피만 마시는 게 아니라 커피에 생크림, 설탕, 시럽을 많이 넣어 상당한 양의 칼로리를 먹고 마시고 있다. 심지어 디저트로

'케이크 한 조각쯤' 하는 여성들도 많다. 요즘은 이런 형태로 과식을 해서 소화기와 인체에 부담이 되면 두통이 발생한다.

예전에는 부족한 것이 병의 원인이었으나 요즘은 지나치게 많은 영양 공급이 질병의 원인이 된다. 특히 탄수화불의 과다 공급은 많은 질병을 유발한다. 우리가 자주 먹는 대표적인 탄수화물은 쌀, 밀가루, 감자, 고구마, 옥수수, 과일 등이다. 과일도 탄수화물이냐고 의아해 할 수 있는데 바로 과당 때문에 그렇다. 우리가 보통 이야기하는 살은 피부와 근육 사이에 있는 피하지방이나 복부에 쌓여 있는 내장지방을 말한다. 과잉으로 섭취한 탄수화물이 에너지로 다 사용되지 못하고 여분의 당이 대사과정을 통하여 지방으로 저장되는 것이고, 이렇게 축적되어 노폐물로 작용하는 것이다.

2. 변성되면 노폐물이 된다.

단백질은 식물성 단백질이든 동물성 단백질이든 크게 몸에 나쁘지 않다. 단 변성된 단백질은 주의해야 한다. 변성된 단백질을 먹으면 우리 몸 안에서 무조건 노폐물이 되기 때문이다. 단백질은 공기나 열에 가장 변성이 잘 되고 산화되는데, 이런 단백질을 섭취하면 체내에서 바로 노폐물이 된다.

소고기를 가장 잘 먹는 방법은 육회인데, 그 이유는 단백질과 지방의 변성이 하나도 일어나지 않은 상태이기 때문이다. 탄수화물의 변성은 떡에서도 잘 나타난다. 찹쌀이든 멥쌀이든 그냥 밥을 해서 먹는 건 괜찮다. 하지만 가루를 내어 떡을 해서 먹게 되면 많은 소화장애를 일으키게 되는데 탄수화물이 변성되어 소화장애를 일으키게 되기 때문이다. 자연 그대로의 탄수화물을 먹는 것과 가공해서 변성된 탄수화물을 먹는 것은 우리 몸에서 노폐물이 생성되는 관점으로 보면 많은 차이가 있다.

3. 만들어진 노폐물

패스트푸드점에 들어서면 가장 먼저 코를 유혹하는 것이 감자튀김 냄새이다. 감자튀김은 왜 맛있을까? 변형된 트랜스지방을 많이 포함하고 있는 튀김 기름 때문이다.

트랜스지방에는 아주 강력한 장점이 있는데 바로 고소한 맛을 낸다는 것이다. 기름에 튀긴 음식을 먹는 순간 뇌에서 엔도카나비노이드(endocannabinoid)라는 화합물이 나오는데, 이게 마약처럼 중독성을 일으켜 계속 먹게 된다. 일단 중독이 되면 피자 한 조각이면 될 것이 세 조각 네 조각 결국엔 한 판으로 늘어나고, 감자튀김도 먹기 시작하면 자신도 모르게 자꾸 손이 가게 된다. 그런 트랜스지방은 결국 체내에 노폐물이 된다. 맛을 좋게 하며, 맛있어 보이게 하는 첨가물과 화학조미료가 유해 판정을 받는 것도 몸에 노폐물을 만들어 주기 때문이다.

이런 노폐물들은 왜 몸에 나쁜 영향을 줄까? 한의학에서 가장 기본이 되는 생리 이론 중에 '수승화강(水昇火降)'이 있다. 수승화강은 신장의 맑은 수기(水氣)는 상승시키고, 심장의 탁한 화기(火氣)는 하강시키는 이치를 말한다. 이 수(水) 기운과 화(火) 기운은 비록 다른 기(氣)이지만 언제나 함께 작용하고 있다. 건강하기 위해서는 수승화강이 조화롭게 잘 이루어져야 하는데, 노폐물이 이 수승화강을 일어나지 못하게 방해하여 기체증을 일으키는 것이다. 이런 증상이나 질병으로 오는 것을 본래의 모습으로 되돌리는 것이 한의학에서의 기체증 치료이다.

▶ 기체증과 질병

기체증은 인체의 구조를 크게 세 부분으로 나누어 상초기체증, 중초기체증, 하초기체증으로 나누어 치료하게 된다.

① 상초기체증은 머리, 눈, 코, 입, 인후부, 기관지, 폐, 심장, 피부 등의

문제로 인해 두통, 감기, 비염, 중이염, 천식으로 증상이 나타난다.

② 중초기체증은 위, 십이지장, 췌장, 담 같은 소화기관 등의 문제로 인해 비만, 식욕부진 또는 식욕과다, 위십이지장염, 구취증, 다한증, 복통, 구토 등의 증상이 나타난다.

③ 하초기체증은 대소장, 방광, 신장 같은 비뇨기관이나 하부소화기관 등의 문제로 인해 설사, 변비, 성장부진, 성조숙증, 성장통 등의 증상이 나타난다.

▶ 영유아기의 기체증 유발 인자

— 모유나 분유, 이유식, 각종 음식 등 입으로 들어오는 일체의 것들을 잘 소화하지 못할 때

— 온도나 습도, 바람 등 외부 기후 인자에 적절한 대응을 하지 못할 때

— 눈, 코, 귀, 입으로 들어오는 자극들에 대해 정서적으로 심하게 반응할 때

— 즉 시각, 청각, 후각, 미각 등의 자극으로 심하게 놀라거나 두려워할 때

— 정서적 스트레스가 누적되어 적절히 해소되지 못했을 때

▶ 호흡기로 살펴보는 아이들의 기체증의 단계별 증상

1단계 ; 기체증이 생겨서 면역기능이 저하되면 호흡기가 방어력이 약해져서 환절기의 기후 변화에 적응하지 못한다. 인체의 방어기전이 약해지면 외부 환경에 존재하는 세균, 바이러스, 인플루엔자 등에 잘 감염되어 감기, 독감, 홍역, 수두 등에 걸릴 수 있다. 하지만 약물 치료를 받거나 휴식을 취하면 쉽게 호전된다.

2단계 ; 기체증이 더 심해져서 호흡기의 방어기능이 더욱 약해지면 외부

기온의 변화를 이겨내지 못하고 감기, 독감 등의 질환을 수시로 앓고 약의 도움을 받아도 잘 낫지 않는다. 심해지면 폐렴이나 중이염 등의 합병증을 유발하기도 한다. 어린이집이나 유치원에 가기 시작하면서 감기를 달고 사는 경우가 많다.

3단계 ; 기체증이 심해지면 호흡기의 면역기능이 제 역할을 못하면서 작은 환경의 변화에도 민감한 반응을 보이는 각종 알레르기성 질환을 일으키게 된다. 알레르기성 비염, 소아 천식, 만성 중이염 등과 같이 치료가 잘 되지 않고 대증 처방 외에는 특별한 약도 없는 상태로 지속되는 질환으로 나타난다.

▶ 소화기 상태로 본 아이들 기체증의 진행 단계

어떤 기체증이든 초기에 치료하는 것이 치료 효과는 물론 장기적으로 건강에 미치는 영향을 최소화할 수 있다. 기체증으로 나타나는 상태는 증상이나 질병별로 다르지만 기체증의 진행 단계는 크게 4단계로 나눌 수 있다.

1단계 ; 식사를 적극적으로 요구하는 편은 아니지만 주면 잘 먹는 편이다. 대변은 가끔 힘들어하거나 약간 단단한 상태일 때가 있다. 가끔 배가 아프다고 호소한다.

2단계 ; 식사를 그다지 좋아하지 않으며 편식을 하는 편이다. 군것질을 좋아하고 밥 먹기 싫을 때나 식사 전후, 배변 전후에 배가 아프다고 엄살을 부리곤 한다. 헛배가 자주 부르고 방귀도 잦다.

3단계 ; 식사 시 건더기가 있는 음식물은 입에 물고만 있고 수시로 배가 아프다고 한다. 안색도 맑지 못해서 미황색이나 황색을 띠며, 대변 상태도 불규칙하다.

4단계 ; 라면이나 국수 같은 잘 삼켜지는 면류만 좋아하거나 주스와 우유처럼 씹을 필요가 없는 음식만 찾는다. 자주 진땀을 흘리며 평소에 자주 배가 아프다고 하고 밤에도 복통을 호소할 때가 있다. 안색이 창백하고 어둡다. 대변은 매우 단단하거나 아예 설사처럼 보기도 한다.

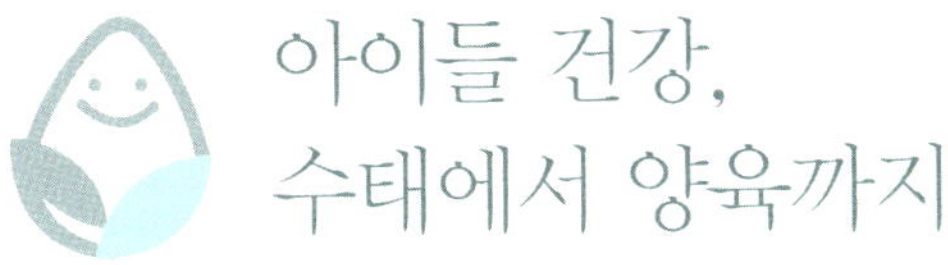

아이들 건강,
수태에서 양육까지

뼈가 튼튼한 아이가 건강한 아이이다

"아이들이 건강하다는 기준은 무엇일까요?"

아이들이 건강해졌으면 좋겠다는 부모들에게 이런 물음을 던지면 대부분 "키가 커야지요" "체격이 좋은 거요" "잘 놀고 밥 잘 먹는 거요" 하는 대답들을 한다. 공통점은 모두 눈으로 보이는 걸 기준으로 한다는 것이다. 키가 크고, 체격이 좋고, 잘 놀고 잘 먹는 것도 건강의 척도가 될 순 있다. 그러나 건강하냐 아니냐의 기준에서 몸 안의 환경을 가장 중요하게 따진다는 점에서는 그런 외부적인 조건이 우선될 수는 없다.

체격이 좋다거나 키가 크다는 것이 곧 건강을 의미하는 건 아니라는 사실은 이미 여러 연구 결과에서도 밝혀진 바 있다. 2012년에 통계청에서 발표한 '청소년 통계'에 의하면 2010년 기준으로 청소년들의 키는 10년 전보다 커졌다고 한다. 초등학교 6학년 남학생들의 경우 키는 2.1㎝가 커지고 몸무게는 4.1㎏이 늘어났다. 그런데 체력은 오히려 나빠진 것으로 조사되었다. 더욱이 초·중·고교생의 비만도는 전년 대비하여 1.1%포인트 증가했고, 고도비만 학생 비중은 전년도 대비하여 0.2%포인트 늘어났으며, 청소년의 73.1%는 규칙적으로 운동을 하지 않는 것으로 나왔다. 체력만 나빠진 게 아니었다. 정신 건강도 약해져서 청소년 10명 중 7명은 전반적인 생활에서 스트레스를 받고 있다고 답하였다. 이런 사실만 보아도 단순히 체격 조건만 가지고선 건강을 말할 수 없다는 걸 알 수 있다.

한의학에서는 건강의 기준을 뼈로 삼고 있다. 이를테면 통뼈나 강골은 아무리 빼빼 말랐어도 건강한 것이고, 뼈가 약하면 아무리 살찌고 키가 커도 약한 것으로 판단한다. 즉, 뼈가 튼튼하고 다부진 아이를 건강한 것으로 보고 있다. 앞의 통계에서처럼 체격 조건은 좋아졌지만 체력은 나빠진 만큼 정신건강도 나빠질 수밖에 없다. 반면에 아이의 뼈가 튼튼하면 정신력이 강해서 시련이나 고통을 극복하는 내성도 강해진다.

뼈가 튼튼한 아이로 키우려면 어떻게 해야 할까? 먼저 부모가 건강한 가운데 수태를 해야 한다. 태어나는 아이의 뼈는 탄생하기 이전에 이미 어느 정도 결정되기 때문이다. 아빠의 정자와 엄마의 난자로 뼈의 근본 설계도가 만들어지고 그 설계도대로 아이의 뼈가 정해지는 것이다.

뼈의 성장에 영향을 끼치는 또 하나의 중요한 요인은 임신 중 엄마의 식생활이다. 엄마가 건강한 식생활을 하면 설령 뼈가 약한 상태로 수정되어 성장한다고 해도 점차 강해질 수 있다. 그리고 출생 후 음식을 잘 섭생하면 더욱 강건한 아이가 될 수 있다. 한의학에서는 아이가 병치레 없이 건강하게 성장하려면 물과 불이 균형을 이루어야 한다고 보고 있다. 물과 불의 균형이 깨지면 여러 가지 질병이 발생한다. 예를 들어 아이가 '불'에 치우치면 경기를 하고, '물'이 극하면 배탈이나 설사를 하게 된다. 한의학에서의 질병 치료는 이 부분에 포인트를 두어 병의 증상을 치료하는 것이 아니라 흐트

러진 균형을 회복해 스스로 건강해지도록 유도한다.

그러기 위해서는 오장육부 기능의 편차를 없애야 한다. 우리 몸의 오장육부는 음식물을 받아들여 신체를 구성, 활동케 하는 공장이다. 이 장부 중 어느 하나에 이상이 발생하면 정상적인 성장이 이루어지지 못한다. 또 오장육부 중에 병이 없더라도 약한 장부는 항상 문제를 일으키게 된다. 사람의 몸은 어느 한 곳이 약해지면 다른 건강한 장부도 영향을 받기 때문이다.

그런데 오장육부의 편차는 아이가 만들어질 때 이미 어느 정도 정해진다. 태어날 때 외모나 성격 등이 이미 정해져 나오듯, 오장육부도 만들어지는 순간에 각기 다른 환경을 갖고 이루어지는 것이다. 장부의 편차가 심하게 태어날수록 몸이든 정신이든 건강하지 않게 태어난다. 한의학에서는 이런 차이를 '오연(五軟)'과 '오지(五遲)'로 구분하여 설명하고 있다.

오연(五軟)은 어린아이의 체질(體質)에서 힘이 없어지는 다섯 가지 병(病)을 가리키는 것으로, 목에 힘이 없어 고개를 들지 못하고, 몸에 힘이 없어 가누어 서지 못하고, 입과 혀에 힘이 없어 말을 못하고, 살에 힘이 없어 가죽이 팽팽하지 못하고, 손발에 힘이 없어 버티거나 걷지 못하는 것을 말한다. 오지(五遲)란 어린아이의 발육이 늦어지는 다섯 가지 증상으로, 머리카락이 잘 나오지 않는 발지((髮遲), 말이 늦는 어지(語遲), 혼자 일어설 나이가 되어도 잘 서지 못하는 입지(立遲), 이빨이 더디게 나는 치지(齒遲), 걸을 나이가 되어도 잘 걷지 못하는 행지(行遲)가 있다. 오연과 오지의 특징이 보이는 아이들은 장부의 균형이 깨진 것으로 보아 약한 장부는 북돋우고 강한 장부는 조절하여 균형을 이루도록 한다.

또한 건강하게 잘 자라던 아이가 언제부턴가 무기력해지고 식욕부진에 체중의 변화가 없으면서 자주 짜증을 낸다면 분명 아이의 건강에 이상 신호가 켜진 것이다. 아이는 성장 에너지가 꺾이면 전과 다른 이상 행동을 보이게 된다. 성장 기운은 대개 오랫동안 감기나 설사 등을 앓고 난 후, 장거리 여행으로 피로가 쌓였을 때, 심한 과식이나 배고픔을 겪었을 때, 크게 놀라거나 꿈에 시달릴 때, 심한 꾸짖음 등으로 마음이 위축되거나 몸의 기운이 뭉친 기체 현상이 일어난 경우 등에 하향 곡선을 이루게 된다. 이때 부모는 아이의 상태를 주의 깊게 지켜보다가 3일이 지나도 회복되지 않으면, 스스로 회복할 수 있는 자생력을 잃어버린 것이므로 하루라도 빨리 전문의의 진단을 받아 치료받도록 해야 한다.

과거 아이들의 질병은 디프테리아, 소아마비, 백일해, 파상풍, 결핵, 세균성 이질, 장티푸스, 장내 기생충 등의 감염이나 영양장애가 주요 요인이었다. 그러나 요즘은 생활환경과 의료 환경이 발달하고 예방의학도 좋아져서 과거와 같은 질병의 발생은 급격히 감소하였다. 반면 바이러스성 감염, 알레르기, 악성 종양, 선천성 기형, 불의의 사고, 비만이 더 큰 문제로 대두되고 있다. 내용만 조금 달라졌을 뿐 건강과 목숨을 위협하는 환경은 여전히 존재한다는 것이다. 그러므로 건강과 질병에 대한 관심은 인류가 존재하는 한 늘 함께 할 것이며, 아이의 건강에 대해서도 여전히 부모와 보호자들에겐 중요한 책무가 아닐 수 없다.

▶ 건강한 아이 만들기 대전제 4가지

1. 부모가 되기 전에 먼저 심신을 건강하게 만든다.

좋은 밭에서 자란 작물이 최상품이 되듯 아이를 갖기 전에 엄마 아빠의 몸과 정신을 건강하게 만들어야 건강한 아이가 수태된다. 『동의보감』에 보면 "아이를 수태할 때 엄마 아빠가 다 건강하면 아이는 오래 사는 좋은 몸을 타고 나고, 부모 둘 중 하나만 건강하면 아이가 중간 정도만 되며, 둘 다 건강하지 못하면 아이도 일찍 죽는다"는 말이 있다. 그래서 옛 어른들은 정해진 날짜에 합방을 시켰고, 엄격하고 까다로운 생활수칙을 지켜가며 수태를 시켰다.

『언문지(諺文志)』를 쓴 조선의 한글학자 유희의 어머니 사주당 이씨는, 하늘로부터 받은 천품(天品)은 동일하지만 인품(人品)은 어머니 뱃속에 있는 기간에 결정되기 때문에 태내의 10개월 교육이 출생 후의 교육보다 더 중요하다 주장하였다. 사주당 이씨는 자신의 그런 생각을 담아『태교신기』라는 태교 백과사전을 썼다. 그 책에서 수태의 중요성에 대해 이렇게 말하고 있다.

"남녀가 같이 생활해도 입에 담지 못할 말이 있으며, 아내 방이 아니면 자지 말고, 몸에 병이 있거든 잠자리를 하지 말고, 일식과 월식이 있을 때, 크게 덥거나 크게 춥거나 큰 바람이 불거나 큰 비가 오거나 큰 뇌성이 칠 때는 감히 아내 방에 들지 말아야 한다. 허욕이 싹트지 않게 하고 간사한 기운이 몸에 붙지 않게 한 후에 자식을 낳는 것이 아비의 도리이니라"라고 쓰고 있다. 그리고『동의보감』에서도 "수태 중에 어머니가 화를 내면 태아의 피가 병든다. 어머니가 두려워하면 태아의 정신이 병들고, 근심하면 기운이 병들고, 크게 놀라면 태아가 간질을 갖게 된다"라고 하면서 수태의 중요성을 강조하고 있다.

2. 엄마의 태교는 매우 중요하다.

율곡 이이는 태교의 중요성에 대해『성학집요』에서 "예부터 부녀자가 임신을 하면 옆으로 누워서 자는 것을 하지 않았고 비스듬히 앉지도 않았다. 또 한 발로 일어서 있지도 않았으며, 맛이 이상한 음식이나 생김새가 바르지 않은 것도 먹지 않았다. 이처럼 잠자는 것, 앉는 것, 보는 것, 먹는 것, 말하고 행동하는 것이 모두 바르면 태어나는 아기의 모습도 바르고 용모가 단정하며 재주가 뛰어나다"라고 쓰고 있다. 또 정몽주의 어머니 이씨는 "여인이 아기를 잉태하면 옛 성현들의 가르침과 지나간 행적을 더듬고, 그에 관한 문헌을 읽으며, 이를 선망하고 사모하며, 성인군자와 같은 자식 낳기를 진심으로 소원하며 마음으로부터 일반 사람들이 하기 힘든 일도 기꺼이 감당해야 한다"고 『태중훈문』에서 적고 있다.

　　뱃속에서의 열 달은 이처럼 매우 중요하다. 바른 마음과 건강한 몸을 출산까지 유지하도록 최선을 다하는 것이 임신을 한 엄마의 도리이다. 무엇보다 태아의 체질에 맞는 음식을 먹이는 것이 좋은데 임신 기간에 참을 수 없을 만큼 입맛이 당기는 음식이 바로 태아에게 맞는 음식이라고 생각하면 된다. 특히 아이를 갖기 전 한약을 먹어 자궁의 노폐물을 제거하여 청소를 깨끗이 하면 더욱 좋다.

3. 아이의 식생활을 철저하게 관리해 준다.

　　음식은 아이 몸에 독이 되기도 하고 보약이 되기도 한다. 그런데 요즘에는 인스턴트음식이 넘쳐나서 어렸을 때부터 빈번하게 접하게 된다. 물론 아무 거나 잘 먹고 튼튼하면 좋겠지만 분명 몸에 이로운 음식과 해로운 음식은 있게 마련이다. 아이의 건강을 생각한다면 흰 밀가루, 흰 설탕, 흰 소금, 인스턴트음식, 가공식품 등은 최대한 자제시키는 것이 좋다.

　　청량음료, 과자, 피자, 햄버거 등의 가공식품들은 체내 활성산소 생성을 촉진해 아이의 성장을 방해하고 나아가 건강을 해치는 요인이 된다. 인간이 생명을 유지하는데 반드시 필요한 산소는 신체의 대사 과정에서 불안정한 상태로 변하면 활성산소가 되어 세포막과 세포 속 유전자를 공격해서 노화를 촉진하고 질병을 만든다. 또한 혈액을 탁하게 만들어 세포나 조직을 손상시키면서 면역력을 떨어뜨린다. 성장기 아이들에겐 뼈의 올바른 성장과 영양의 균형을 위해 탄수화물, 단백질(필수아미노산), 지방(필수지방산), 비타민, 무기질 등 여러 영양소의 고른 섭취가 꼭 필요하다.

4. 양약과 약물을 최대한 줄인다.

가벼운 감기로 병원에 가도 항생제와 해열제 등이 처방된다. 아이가 조금만 아파도 병원에 데리고 가 약 처방을 받아야만 안심되는 부모들이 의외로 많다. 그런데 아이들에 대한 이런 관심과 애정이 오히려 아이들에게 독이 될 수도 있다. 2011년 국정감사 자료에 의하면, 소아청소년과의 항생제 오남용 사례가 심한 것으로 나타났다.

항생제 처방률이 2009년 56.05%, 2010년 55.99%, 2011년 1분기 56.39%로 외국에 비해 매우 높았다. 항생제의 오남용은 아이의 면역력을 떨어뜨리게 되고 그렇게 되면 아이들이 질병을 이기는 힘이 없어서 다시 항생제를 먹어야 하는 일이 생긴다. 악순환이 되는 것이다. 면역력이 떨어지면 병을 이겨내는 자연치유력도 약해진다. 그러므로 가급적 항생제 등의 약물을 먹이지 않는 것이 좋다.

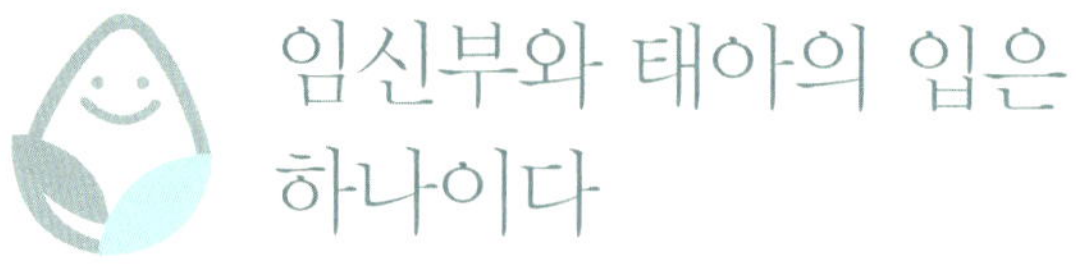

임신부와 태아의 입은 하나이다

아이는 엄마가 주는 대로 받아 만들어진다

사람은 몸과 정신으로 이루어져 있다. 그런데 몸과 정신은 분리되는 것이 아니다. 가령 몸이 심하게 아플 때 그 고통으로부터 완전하게 분리될 수 있는 사람은 없다. 정신의 안녕이란 곧 몸의 안녕을 떠나 존재할 수 없음을 의미한다. 그래서 상쾌하고 기분 좋은 상태의 몸을 만들어야 한다. 몸이 상쾌하고 쾌적하면 웬만한 스트레스는 이겨낼 수 있는 힘이 생긴다. 그런데 몸 상태가 안 좋으면 금방 폭발해 버린다. 견디는 힘이 약하기 때문이다. 그래서 몸을 잘 만드는 것이 가장 급선무이다. 몸은 단순명료하다. 좋은 것을 주면 좋은 것으로 발현되고, 해로운 것을 주면 나쁘게 발현된다. 그러면 자기 몸을 위해 좋은 것으로만 주면 되지 않겠는가 할 수 있지만 의지로 만들어갈 수 있는 범위는 타고나는 것에 비하면 매우 작다.

사람의 몸은 정자와 난자가 만나 수정란이 되는 순간부터 만들어지기 시작한다. 잉태에서부터 출산까지 10개월이 걸리는데 이 시기에 90%가 결정이 된다. 그래서 태어날 때 누군 키가 크고 누군 작고, 누군 잘 생기고 누군 못 생기고 하는 것이다. 그리고 누구는 몸이 건강하고 또 누구는 허약하게 태어나기도 한다. 이렇게 아이 몸의 건강을 결정하는 데 결정적인 영향을 미치는 요인이 있다. 바로 부모의 몸 안에 축적된 노폐물이다.

임신을 하려는 부모나 임신 중인 여성들은 그래서 먹는 것들에 신경을 쓰지 않으면 안 된다. 부모가 몸에 노폐물이 있는 상태에서 아이를 가지면 이 아이도 부모와 같은 노폐물을 갖고 태어나게 된다. 가령 엄마가 커피를 마시고 바로 아기에게 젖을 주면 아기도 똑같이 커피를 마시는 것과 같다. '태아알코올증후군(fetal alcohol syndrome)'이 있다. 임신부가 임신 중 음주를 함으로써 태아에게 신체적 기형과 정신적 장애가 나타나는 선천성 증후군을 말한다. 임신 중 마신 술로 인해 태어난 아기가 성장 및 정신 지체, 안면 기형, 신경계 기형 등을 갖게 된 경우이다. 산모의 입으로 들어간 모든 음식의 영향이 이렇게 고스란히 아이에게 전해져 아이의 일생 건강을 지배한다고 보면 된다.

열량은 높지만 영양가는 낮은 패스트푸드와 인스턴트식품 같은 것을 정크푸드라고 한다. 이 정크푸드를 임신 중에 자주 섭취하게 되면 태아에게 미치는 악영향이 산모가 흡연을 하는 것과 비슷하다. 유럽 환경역학 연구팀은 2006년부터 5년 동안 영국, 덴마크, 스페인 등 유럽 지역 여성 1100명의 식습관에 대해 조사했다. 그 결과, 감자튀김 등 정크푸드를 먹은 임산부가 낳은 아기는 평균적인 신생아들의 머리 둘레보다 최대 0.25cm 더 작았고, 체중은 141g 더 적은 것으로 나타났다.

정크푸드가 만들어지는 과정에서 발생하는 화학물질인 아크릴아미드가 태아의 체중이나 머리 둘레에 영향을 끼쳤기 때문이다. 아크릴아미드는 감자를 굽거나 볶거나 튀길 때 생성되는 발암물질로 누수방지제, 합성섬유

접착제 등의 원료로 사용되는 화학물질로 사용되기도 한다. 연구팀의 영국 리즈대학 로라 하디 박사는 "특히 감자칩 등을 많이 먹는 영국의 브래드포드 지역 산모에게서 태어난 186명의 아이를 조사한 결과 다른 나라 신생아들보다 매우 높은 수준의 아크릴아미드 수치를 보였다. 감자칩에서 나온 아크릴아미드가 태아 건강에 막대한 영향을 끼친다는 걸 발견할 수 있었다"고 말하고 있다. 영국 브래드퍼드대학의 존 라이트 박사 또한 정크푸드의 유해성에 대해 "아크릴아미드가 태아에게 미치는 영향은 흡연만큼이나 해롭다. 임산부들은 의식적으로라도 식습관을 조절하고 정크푸드 등 몸에 좋지 않은 음식 섭취를 줄여야 한다."고 말하였다.

엄마는 물 한 방울조차 함부로 먹으면 안 된다

그뿐만이 아니다. 임신부가 무엇을 먹느냐에 따라 아이는 비만, 당뇨, 심장병, 알레르기, 천식 등에 걸릴 확률이 줄어들 수도 있고 늘어날 수도 있다. 또한 임신부의 열 달 동안의 정서와 기분에 따라 태어나는 아이의 정서불안이나 우울증에 영향을 줄 수 있다. 임신 중 영양결핍 상태였거나 전쟁이나 이혼과 같은 심각한 스트레스를 겪었다면 태어난 아이가 나중에 자라면서 정신분열증이나 우울증 진단을 받을 확률이 높다.

『엄마 뱃속 9개월에 관한 모든 오해와 진실』이라는 책에서 애니 머피 폴은 "임신은 탄생이라는 빅 이벤트를 위한 9개월간의 기다림이 아니라 그 자체로 중요한 시기이다"라고 하면서 임신부가 먹는 음식이 곧 아기가 된다고 강조하고 있다.

엄마들이 출산 후 아기를 기르면서 힘에 겨울 때마다 공통적으로 하는 말이 있다. "뱃속에 있을 때가 가장 편하고 좋았다"는 것이다. 그러나 이

말은 이제 바뀌어야 한다. 아이가 뱃속에 있을 때 그 엄마는 가장 열심히 준비하고 노력하면서 열 달을 보내야 한다. 바로 건강한 아이를 낳기 위해서이다. 엄마는 물 한 방울, 음식 하나 아무 거나 먹어선 안 된다.

미국 콜로라도대학교 의대 연구진은 임신 중이거나 젖을 먹이는 쥐를 두 그룹으로 나누어 한 그룹에는 맛이 순해 위나 장을 자극하지 않는 무자극 음식을 주었고, 다른 그룹에는 맛과 향이 풍부한 음식을 주었다. 새끼 쥐들이 태어난 뒤 관찰한 결과, 맛과 향이 풍부한 음식을 먹은 어미가 낳은 새끼는 무자극식을 먹은 어미가 낳은 새끼보다 미각을 발달시키는 뇌 부분이 더 발달해 있었으며 어미 쥐가 먹었던 음식과 같은 맛이나 향에 민감하게 반응하면서 더 좋아했다. 반면 무자극식을 먹은 쥐의 새끼는 맛과 향을 구별하고 좋아하는 것에서 별다른 차이를 나타내지 않았다.

조세핀 토드랭크 박사는 "이 연구 결과로 임신이나 수유기에는 건강에 좋은 음식을 먹고 음주를 삼가야 하는 것이 중요하다는 점이 강조된다. 그리고 아기는, 엄마가 어떤 음식을 먹어 자신을 낳았다면 그건 아마도 안전한 음식일 것이라고 생각하게 된다. 특히 태아는 엄마의 자궁 속에 있는 것은 무엇이든 다 좋은 것이라고 간주하므로 엄마가 안전하고 좋은 음식을 먹는 것이 중요하다"고 말하고 있다. 임신부가 몸에 좋은 음식을 먹으면 태어난 아기도 성장하면서 그런 음식을 좋아하게 될 경향이 크고, 엄마가 몸에 해로운 음식을 먹는다면 아기도 자라면서 그런 음식들을 가까이하게 될 거라는 것이다.

음식뿐이 아니다. 임신 중에도 규칙적으로 운동을 했던 엄마에게서 태어난 아이는 심박 수가 낮고 심박 수를 쉽게 바꿀 수 있다. 임신 중의 적당한 운동은 엄마의 심장혈관을 튼튼하게 해서 아이의 심장까지 건강하게 만들어주기 때문이다.

　그렇다면 건강하게 태어난 사람과 그렇지 않은 사람의 차이는 평생 극복할 수 없는 걸까? 그렇게 주어진 몸의 상태는 죽을 때까지 그렇게 유지되는 걸까? 물론 아니다. 타고날 때에는 자신이 선택할 수 있는 게 아니지만 살아가면서는 자신의 의지로 충분히 몸을 만들어갈 수 있다. 건강은 우리가 어떻게 관리하는가에 좌우된다. 건강을 관리하는데 가장 많은 영향을 주는 것은 균형 잡히고 몸에 좋은 음식이다. 입으로 들어가는 음식이 몸의 건강을 좋게도 만들고 나쁘게도 만든다. 그러니 임신부들은 모든 먹는 것을 조심해야 한다.

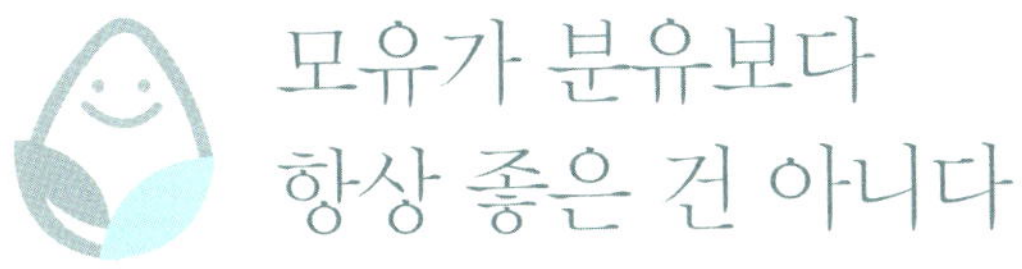

모유가 분유보다 항상 좋은 건 아니다

엄마의 건강에 따라 모유의 성분도 변한다

"모유를 먹일까요, 분유를 먹일까요? 물론 모유가 좋겠지요?"

대부분의 산모들은 모유를 가장 좋은 영아의 식사로 알고 있다. 물론 맞다. 모유에는 분유보다 면역 성분이 많이 들어 있고 엄마와 아기가 유대감을 형성하기에도 가장 이상적이다. 그러나 모든 엄마의 모유가 언제나 반드시 가장 좋은 것은 아니다. 엄마의 몸 상태에 따라서 모유 수유는 오히려 아기에게 좋지 않은 영향을 끼칠 수도 있다.

모유는 빨간 색깔만 없는 엄마의 혈액과 동일하다고 생각하면 된다. 엄마의 식생활과 몸 상태가 어떠냐에 따라 모유 수유 여부을 결정해야 한다. 기체증이 있는 산모의 경우 영양적으로 균형 있는 모유가 나오지 않기 때문에 분유를 먹이는 것이 아기에게 좋다. 기체증을 유발하는 노폐물들이 모유를 통해 아기에게 전달되기 때문에 아기 또한 각종 증상들을 나타낼 수 있다. 특히 아기에게 코 막힘, 설사나 변비 등의 증상이 있다면 모유를 중단해야 한다.

어떤 엄마들은 아기에게 모유 대신 분유를 먹이게 되면 죄라도 짓는 양 굉장히 미안해하고 주변 사람들 앞에서도 떳떳해하지 못한다. 마치 모유를 먹여야만 아기에게 최선을 다하는 엄마처럼 비쳐지는 사회 인식 때문이다. 그러나 엄마의 모유가 아기에게 언제나 최선이 아닐 수도 있고 여러 상황에 의해 모유를 먹이지 못할 수도 있다. 그렇다고 해서 아기에게 나쁜 걸 주는 엄마처럼 전전긍긍할 필요는 없다.

분유는 아기가 소화, 흡수하는데 가장 쉬운 형태로 만들어진 음식이다. 탄수화물, 지방, 단백질, 비타민, 미네랄 등 주요 성분들을 정해진 규격에 맞게 넣어 아기가 건강하게 성장할 수 있도록 제조되었다. 모유를 전혀 먹지 않고 일 년 동안 분유만 먹더라도 충분히 건강하게 성장할 수 있다. 단, 분유를 선택할 때 우유 소화에 어려운 코막힘, 변비, 설사 등의 증상이 있으면 가급적 산양 분유를 선택하는 게 좋다.

아이에게 모유나 분유를 먹일 때 엄마들이 흔히 저지르는 실수 중 하나가 모유와 분유의 적정량을 잘 지키지 않고 초과해 먹인다는 것이다. 어떤 엄마들은 아기를 떼어놓고 외출을 해야 할 경우 또는 동반 외출을 하게 될 때라도 수유 환경이 여의치 않을 경우 미리 많은 양의 수유를 해준다. 그 외에 아기가 울 때마다 무조건 젖병부터 물리거나 모유부터 먹이고 보는 엄마들도 적지 않다. 배가 부르면 아기들이 스스로 입을 뗀다는 믿음을 가지고 있기 때문이다.

이런 식의 과식은 영유아 질병의 원인이 될 수 있으므로 한꺼번에 많은 양을 주지 말고 조금씩 여러 번에 나눠주어야 한다. 그리고 아기가 울 때마다 모유나 분유를 주는 건 결코 바람직하지 않다. 일정한 시간차를 두고 주어야 아기가 아무 때나 울면서 보채지 않게 된다.

일반적인 수유 시간 간격은 3~4시간이 적당하고 수유 횟수는 하루에 6~8회가 적당하다. 아기가 울 때마다 수유를 해서도 안 되지만, 아기가 배고프다고 보채지 않더라도 5~6시간은 넘기지 않고 수유를 해야 한다. 분유를 먹일 때에는 아이마다 조금씩 다를 수 있지만 일반적으로 평균 분유 수유량은 출생 1개월 이전까지 60~120㎖의 분유를 6~10회에 나누어 먹이고, 1~3개월까지는 120~180㎖를 5~6회, 3~7개월까지는 150~210㎖를 4~5회, 8~9개월까지는 180~210㎖를 3~4회, 9~12개월까지는 210~240㎖를 3회 정도 먹이도록 권장하고 있다. 아기는 커가면서 먹는 양이 늘고 수유 간격도 길어지기 때문에 3~4개월 무렵부터는 밤중 수유는 중단해도 된다.

아기의 이유식 시기도 중요하다. 대부분의 엄마들은 생후 4개월부터 준비하기 시작해서 6개월에 본격적으로 이유식을 시작한다. 알레르기성 질환이 있는 아기들의 경우는 그보다 조금 늦은 6~8개월에 시작한다. 엄마들은 이유식을 해야 비로소 영양이 완성된다는 잘못된 생각을 갖고 있다. 이런 오해는 이유식업체들이 제품을 더 많이 팔기 위해 이유식에 관해 과장된 믿음을 심어 주었기 때문이다.

아기들은 소화기(특히 췌장)가 미숙하여 이유식을 소화할 정도가 되려면 보통 12개월은 되어야 한다. 첫 돌까지 아기의 기본 음식은 모유나 분유만으로도 충분하다. 이유식은 보조음식일 뿐이다. 이유식은 아무리 빨라도 12개월에 시작하는 것이 좋다. 돌이 지나서 이유식을 만들 때에는 탄수화물, 지방, 단백질, 비타민, 미네랄이 골고루 들어간 식단을 짜야 한다. 탄수화물로는 쌀이 좋다. 지방과 단백질은 필수지방산이 풍부한 돼지, 오리고기를 갈아서 이용하고, 비타민과 미네랄은 익힌 야채로 구성한다. 이유식이나 간식으로 달콤한 과일을 많이 주는데 아이에게는 좋지 않다.

분유와 이유식의 간격은 세 시간이 좋고, 오후 5시 이후에는 이유식을 주지 않는 게 좋다. 아이가 잠자기 전에 뱃속을 비워야 소화기 성장 발달에 부담이 없기 때문이다. 경우에 따라서는 아침과 점심 사이, 점심과 저녁 사이 이렇게 분유를 2번 줄 수도 있다. 이때 분유는 권장량의 60%로 줄여서 먹인다. 3세까지 분유를 먹이는 것도 좋다.

돌 전의 이유식은 좋지 않다

아이들의 소화 기능이 완성되는 시기는 만 5세이다. 아이가 건강하고 잘 자라기 위해서는 반드시 소화 기능이 튼튼하게 완성되어야 한다. 따라서 소화 기능이 완성되는 5세까지는 아이들에게 주는 음식들에 세심한 주의가 필요하다. 만 5세 이하 아이들에게 여러 가지 종류의 야채를 억지로 먹일 필요는 없다. 야채는 아이들의 미숙한 소화기에는 큰 부담을 줄 수 있으므로 소화기 발달에 방해가 될 수 있다.

특히 단 음식은 만 5세 이하 어린이들에게 치명적일 수 있다. 아이들이 이유식을 시작할 때 흔히 병행하게 되는 것이 바로 과일이나 과즙이다. 그 시기의 아이들은 부모가 주는 대로 모두 받아먹게 된다. 그런데 돌이 지나서 자기가 먹는 음식에 관한 주관이 생길 때 자기 입맛에 맞는 음식만 먹으려는 경향이 나타나기 시작하고, 이때 단 음식 위주의 식사로 집중하게 될 가능성이 크다.

단 음식을 많이 먹기 시작하면 뇌가 항상 속게 된다. 식사를 하게 되면 두 시간 정도 지나서 최고의 혈당 수치가 되는데 단 음식은 그보다 혈당 수치를 더 오르게 한다. 단 음식이 들어와 항상 고혈당이라면(혈당 당뇨가 아니라) 우리에게 정작 필요한 단백질, 지방을 잘 흡수하지 않고 그냥 내보내게 되는 오류가 일어나게 된다. 4세 이상의 아이가 성장이 느리고 단 음식 위주로 식사를 했다고 하면 단 음식이 원인일 수 있으므로 반드시 단 음식을 제한해야 한다.

아기가 태어났을 때 가장 발달이 덜 된 장기가 폐와 췌장이다. 현대에는 위생 상태가 좋기 때문에 폐와 기관지의 기능 저하로 인한 문제가 많이 줄었다. 과거에 백일잔치를 했던 이유는 폐와 기관지 기능의 미숙으로 사망하는 영아들이 많았기 때문이다. 하지만 현대에는 아이가 태어났을 때 가장 발달이 덜 된 췌장을 고려하지 않기 때문에 문제가 발생한다. 너무 이른 이유식을 하지 말라고 하는 것도 그 때문이다. 이유식을 아이가 소화시키려면 췌장이 작용해야 하는데, 이 췌장이 미성숙한 상태에서 이유식을 먹으면 아이들이 소화 흡수를 제대로 하지 못한다.

소화기는 입에서부터 시작하여 위장에서 으깨고, 소장과 대장으로 보내고, 항문을 통해 바깥으로 나가는 하나의 관으로 이루어져 있다. 우리가 보통 이야기할 때, 위장에서 으깨주는 것을 소화라고 하는데 이것은 진정한 소화작용이 아니다. 우리 몸 안으로 흡수해서 에너지원으로 쓸 수 있을 때를 비로소 소화라고 말할 수 있다. 거기에 가장 중추적 역할을 하는 것이 췌장이고, 췌장의 외분비액이 핵심적인 역할을 한다. 이 췌장의 기능이 상당 수준으로 발육하는 시점이 일 년이 되는 돌이다. 그런데 돌 전에 이유식을 시키면 그 아이가 음식을 먹고 에너지원으로 만들 수가 없다. 따라서 이유식을 시작하는 시기는 돌 이후 아이가 음식물을 소화시킬 수 있을 만큼 성숙했을 때 시작해야 한다.

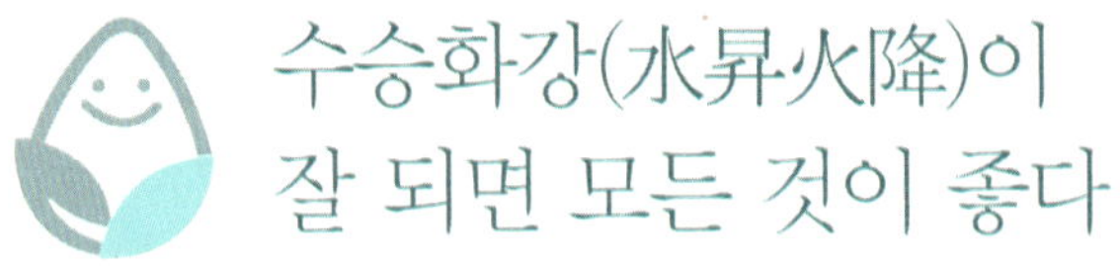

편작의 마지막 당부, 두한족열(頭寒足熱)

편작(扁鵲)은 죽은 사람도 살렸다고 할 정도로 유명한 중국 고대의 전설적인 명의이다. 그와 제나라 임금 환후 사이에서 있었던 일은 아직까지도 유명한 일화로 자주 언급되고 있다. 하루는 환후를 진단한 뒤 편작이 말했다.

"전하는 지금 병이 그리 깊지 않아 살갗에 있긴 하지만 이내 곧 깊어질 수 있습니다. 지금 치료해야 합니다."

그러나 당장에 자각 증상이 없던 환후는, 자기는 아픈 곳이 없다며 편작의 말을 무시하였다. 열흘 후 다시 환후를 진단한 편작은 말했다.

"전하의 병이 이제 더 깊어져 피부 안으로 파고들어 갔습니다. 이제라도 치료를 서둘러야 합니다."

이번에도 환후는 편작의 말을 귀담아 듣지 않았다. 다시 열흘이 지난 후 편작은 환후에게 간곡하게 말했다.

"전하, 이제는 치료를 미룰 수 없습니다. 이미 전하의 병은 위장으로까지 미쳤습니다."

그러나 이번에도 환후는 편작의 말을 무시하였다. 또 다시 열흘이 지났을 때, 멀리서 환후를 보게 된 편작은 걸음을 돌려 집으로 돌아왔다. 그걸 보고 왕이 사람을 시켜 편작이 자신을 피해 돌아간 이유를 알아오게 했다. 편작이 말했다.

"병이 살갗에 있을 때는 살짝 지지기만 해도 됩니다. 피부 안으로까지 미쳤을 때는 침(鍼)으로 다스리면 됩니다. 장기(臟器)에 침습(侵襲)했을 때는 강한 약으로 치료하면 됩니다. 하지만 병이 골수(骨髓)에까지 미쳤다면 생사를 관장하는 사명관(司命官)이라도 어쩔 수가 없습니다. 지금 전하의 병은 이런 지경에까지 미쳐서 치료하겠다고 소인이 나서지 않은 것입니다."

그 후 닷새가 지나자 왕은 통증을 느끼기 시작했고 점점 고통이 심해졌다. 그제야 편작의 진단이 맞았다는 걸 알고 편작을 찾았으나 그는 이미 진나라로 피신해 버린 뒤였다. 며칠 후 환후는 병으로 죽고 말았다. 편작이 얼마나 훌륭한 명의였는지를 짐작케 하는 일화이다. 이런 정도이니 건강을 유지하고 병을 다스리기 위해 어떤 생활을 해야 하는지에 대해서도 잘 알고 있었다.

"두한족열 복불만(頭寒足熱 腹不滿)"

편작이 죽기 전에 가족에게 남긴 유언이다. 머리는 차게 하고 발은 따뜻하게 하며, 위장은 가득 채우지 말라는 뜻이다. 두한족열(頭寒足熱)은 한의학에서 말하는 건강의 기본 원리인 '수승화강(水昇火降)'과도 일치한다. 수승화강은 음양오행설에서 나온 말로, 차가운 수(水)의 기운은 위로 올라가게 하고 뜨거운 화(火)의 기운은 내려가게 해야 건강을 유지할 수 있다는 한의학 원리의 하나이다. 사람이 건강을 잘 유지하기 위해선 이 수승화강이 잘 이루어져야 한다.

수승화강의 원리는 동서양을 막론하고 전 세계의 명의들이 강조한 건강 법칙이다. 고대 그리스의 명의 히포크라테스는 "가장 좋은 건강의 비결은 발은 따뜻하게 하고 머리는 차갑게 하는 것이다"라고 하였고, 18세기를 대표하는 네덜란드의 명의 헤르만 부르하버는 그의 저서 『의학에서 오직 한 가지 심오한 방법』에서 "머리를 식히고 발을 따뜻하게 하며, 몸을 불편하게 하지 않으면 당신은 건강할 수 있고 의사는 할 일이 없게 될 것이다"라고 하였다.

그런데 몸에 노폐물이 축적되면 수승화강이 제대로 이루어지지 않는다. 노폐물은 열과 화기가 쌓이는 것을 말한다. 세계보건기구에서는 남녀노소 각각에 맞는 1일 섭취 권장 칼로리를 정해 놓았다. 하루를 정상적으로 살아가기 위해서 그만큼의 칼로리를 섭취해야 한다는 것이다. 필요량에서 70~80% 정도만 먹어도 사람은 병이 나지 않는다. 몸의 밸런스가 유지되는 한 사람은 건강을 위협받지 않는다. 그런데 음식을 잘못 먹게 되면 노폐물이 쌓이면서 몸의 전체적인 균형이 깨지게 된다.

몸에 어떤 이상이 왔을 때 음식의 개선 없이 약만으로는 치료에 한계가 있다. 머리 아픈 것, 속 쓰리고 더부룩한 것, 가슴 답답한 것, 공황장애, 불면증, 이명, 허리 통증, 어깨 결림 등 대부분의 증상은 음식과 별개로 생기는 것이 아니다. 따라서 음식과 별개로는 치료되지도 않는다.

수승화강(水昇火降)이 안 되어 병이 온다

예전에 비해 요즘 아이들은 아픈 곳이 많다. 요즘 아이들의 공통점은 머리에 열, 즉 화가 몰린다는 것이다. 이런 아이들은 정서적으로도 불안정하여 주의력결핍, 행동장애, 성격장애, 대인관계 어려움 등을 겪는다. 컴퓨터 환경과 온갖 종류의 디지털 기기 사용, 패스트푸드와 인스턴트음식의 과잉 섭취, 다양한 스트레스, 오염된 환경 등이 아이들의 머리를 뜨겁게 하기 때문이다. 이런 아이들은 몸 여기저기 자주 탈이 나고 아플 수밖에 없다.

사람의 몸에는 냉기가 있으면 안 된다. 사람은 항온동물이기 때문이다. 그런데 왜 자기 몸이 차갑다고 느낄까? 가령 사람들은 "머리는 뜨끈뜨끈한데 배가 차가워요" 한다. 그러면 머리에는 뜨거운 화기가 있고, 배에는 냉기가 있다는 걸까? 그건 사람들의 착각 때문에 생긴 오해이다. 열이 한쪽에 몰려 있게 되면 상대적으로 다른 쪽이 차게 느껴져서이다.

그런데 어느 한쪽에 열이 몰리게 되면 반드시 그 부위를 중심으로 문제가 생기게 된다. 머리 쪽으로 열이 몰리게 되면 두통, 눈의 피로, 비염, 구내염, 뒷목의 뻐근함 등등이 나타날 수 있다. 그걸 한의학에서는 상초 부위에 몰린 화기로 인한 증상이라고 해서 '상초(上焦) 기체증(氣滯證)'이라고 하고 있다.

아이들 환자들 중에는 감기에 잘 걸리는 아이들이 있다. 이런 아이들은 비염과 중이염도 동반하고 있다. 그런데 콧속에 실제 염증이 있고 귀에 염증이 있어서 문제가 된 경우는 1~2% 정도밖에 되지 않는다. 그런 아이들은 양약을 쓰면 개선되지만 나머지 98~99% 되는 아이들은 치료의 접근 방법을 달리 해야 한다.

중이염은 통증이 심하고 열도 많이 난다. 아이들이 참지를 못할 정도로 고통스러워한다. 그럴 때 병원에 가면 수술을 권한다. 이런 경우 수술이 답이 아니다. 목 쪽에 열이 너무 많이 정체되어 있다 보면 코 안쪽에 끈적한 콧물 같은 게 많이 생기게 되고 그게 귀에서 내려온 짧은 이관(耳管), 즉 유스타키오관을 막아서 귀에 있는 체액이 정체하면서 중이염이 유발된 것이다. 이럴 때 목에 있는 열과 머리에 있는 열을 순환시키는 상초기체증을 풀어주는 약을 쓰게 되면 잘 낫는다. 감기 처방이 잘 듣는 것도 같은 이치이다. 상초, 중초, 하초 중에서 어디에서 유발된 것인가를 안다면 기체증을 풀어내는 방법 또한 매우 간단하다.

수승화강의 원리를 이해하고 실천하면 요요 없이 다이어트에 성공할 수도 있다. 다이어트가 실패를 하는 건 요요 현상 때문이다. 살을 빼는 방법이 좋지 않으면 요요는 반드시 오게 된다. 그래서 어떻게 살을 뺄 것인가가 중요하다. 최근에 개그맨 정종철이 몸짱이 되었다는 게 화제가 되었었다. 날씬해졌을 뿐만 아니라 복부의 근육까지 멋지게 만들었다고 해서 한동안 TV 여기저기에 나와서 상의를 열심히 걷어 보였었다. 그런데 정종철은 예전에도 다이어트를 시도한 적이 있었다. 다만 그땐 실패하고 이번엔 성공했던 것이다.

그가 처음에 다이어트에 실패한 이유는 음식을 조절하면서 유산소운동만 했기 때문이다. 그렇게 해서 살을 빼기는 했지만 다시 요요 현상이 왔다. 그래서 다시 다이어트를 하면서는 근력운동을 병행하였다. 근력운동을 해야 기초대사량이 높아진다. 기초대사량이 높은 사람일수록 살이 덜 찌고 같은 칼로리를 섭취해도 소비하는 양이 크기 때문에 효과적이다.

처음에는 유산소운동만으로도 체중 감량이 되지만 어느 순간부터는 변화가 크지 않다. 그때 근력운동을 하면서 근육량을 늘려주어야 한다. 이상적인 비율은 유산소운동 40%, 근력운동 60%이다. 근육이 지방을 태우기 때문에 근육량이 많을수록 지방 소모량도 높다. 그런데 근육을 만들기 위해서는 필수아미노산이 필요하다.

필수아미노산은 단백질의 기본 구성 단위로 체내에서 합성되지 않거나 합성되더라도 그 양이 매우 적어 생리 기능을 달성하기에 불충분하여 반드시 음식으로부터 공급해야만 한다. 음식을 통해 충분한 양의 필수아미노산이 공급되지 않으면 체내에서 단백질 합성이 잘 이루어지지 않는다. 육류에만 있어서 식물성 단백질인 콩이나 두부를 아무리 많이 먹어도 섭취할 수 없다.

근육의 크기를 키우고 볼륨감을 만들기 위해선 필수아미노산이 반드시 필요하지만 필수지방산도 있어야 한다. 근육이 운동을 하면 지방을 태워서 에너지로 쓰는데, 그 에너지로 쓰는 지방하고 필수지방산은 완전히 다르다. 근육이 에너지 대사과정을 잘 할 수 있게 촉매 역할을 해주는 것이 필수지방산이다. 저장해 놓은 지방을 근육이 에너지로 사용할 때, 그걸 잘 쓸 수 있게 만들어 주는 것이 필수지방산이다. 그 필수지방산이 많이 함유된 대표적인 육류가 오리고기와 돼지고기이기 때문에 평소 식단에서 충분히 섭취하라고 하는 것이다.

근력운동을 통해 근육을 키우면 수승화강도 잘 된다. 음식을 좋은 음식과 나쁜 음식을 구분해서 섭취하게 되면 증상의 30%는 개선시킬 수가 있다. 그런데 음식을 구분해서 먹으면서 운동을 같이 하게 되면 증상의 60%를 호전시킬 수 있다. 어떤 강력한 약보다도 효과적이다.

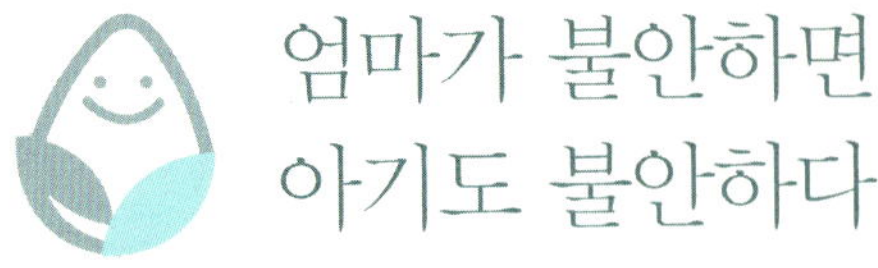

엄마가 불안하면 아기도 불안하다

부부는 임신 전에 몸부터 만들어야 한다

하나의 생명이 탄생하는 일은 경이로운 일이다. 예전에는 아기를 수태하기 전부터 부부가 몸과 마음을 정갈하게 준비하는 등의 노력을 기울여 아기를 만들었다. 그런데 요즘은 아기를 만들 때나 뱃속에 아기를 품고 있는 열 달, 아기를 낳은 뒤의 부모의 역할에 있어서 아기의 건강을 고려하지 않을 때가 많다.

아기를 갖기 전에 엄마는 몸부터 만들어야 한다. 엄마의 몸을 최적화시켜 놓아야 아기가 엄마 뱃속에서 건강하게 자라고 건강하게 태어날 수 있다. 그러기 위해선 엄마 몸의 노폐물을 없애 주어야 한다. 노폐물을 없애주는 방법 중 첫 번째는 음식 조절이다. 그런데 이게 쉬운 것 같으면서도 어렵다. 자기가 평소 좋아하던 식습관이 있기 때문이다.

커피를 하루에 서너 잔씩 마시던 사람이 갑자기 커피를 마시지 않게 되면 하루 종일 커피 생각만 나게 된다. 술을 좋아하던 사람이 임신했다고 갑자기 술을 딱 끊으려 하면 그 역시 고통일 수 있다. 조금이야 어떠랴 싶어서 술 조금, 커피 조금, 인스턴트식품 조금, 패스트푸드 조금 이런 식으로 자기가 먹고 싶은 걸 결국 다 먹게 된다. 그렇게 먹는 음식 하나하나가 다 아기에게 전해진다는 걸 심각하게 생각하지 않는다.

그러고선 아기가 태어나면 돌도 되기 전에 조기교육을 시키네, 천재교육을 시키네 하면서 극성을 부린다. 뿐만 아니라 아기가 조금만 아파도 병원으로 쫓아가고, 아기가 감기라도 걸릴라치면 밤을 새워 아기를 보살핀다. 아기가 태어난 뒤의 이런 관심과 노력은 당연한 것이다. 문제는 실제로 가장 중요한 때의 아기를 위한 노력에는 소홀하다는 점이다. 임신 육아의 키포인트는 지극히 간단하다. 아이 갖기 전에 엄마 몸을 건강하고 깨끗한 상태, 즉 노폐물 없는 상태로 만들어야 한다. 한 인간이 이 지구상에 태어날 때, 그 아이의 건강의 70~80%를 결정하는 게 바로 부모이다.

임신 중일 때 정서적으로 내내 안정감을 유지하던 임신부와 남편과 툭하면 부부싸움을 하던 임신부가 각각 출산을 했을 때 두 아기의 신체적, 정서적 조건에 각각 어떤 영향을 미쳤을지는 충분히 짐작할 수 있는 일이다. 영국 글레스고대학의 스토트 박사는 아기 1,300명을 대상으로 조사한 결과, 단란한 가정보다 갈등과 싸움이 잦은 부부 사이에서는 정신적 육체적 장애가 있는 아기가 태어날 위험이 2.5배나 높았다고 한다. 임신 중 음주, 흡연 등 무절제한 생활을 한 여성에게서 신경질적이고 정서장애를 갖고 있는 아이가 태어날 확률이 임신, 흡연을 하지 않은 여성에게서보다 5배나 높은 것으로 나왔다.

태아학을 연구하고 있는 이런 권위자들이 한 목소리로 주장하고 있는 사실은, 뇌 발육기가 가장 활발하고 왕성하게 이루어지는 태아기에 아이의 지능과 언어 그리고 기질 등의 기초가 마련된다는 것이다. 아이의 건강한 삶과 희망찬 미래를 위해서 부모가 신경 쓰기 시작해야 하는 시기는 따라서 임신 전 단계부터라고 봐야 한다. 건강하게 태어나기 위해서, 다시 말해 건강한 아이를 출산하기 위해 어머니, 아버지는 할 수 있는 모든 노력을 다 해야 하는 것이다.

우리나라는 전통적으로 사대부 집안에선 여자들이 애를 갖기 전에 정신 교육을 많이 시켰다. 그렇다면 그 여성의 정서가 어떤 상태인지를 어떻게 하면 검사할 수 있을까? 결혼을 하려는 여성이 가만히 있는데, 불안한 느낌이 있다거나 우울해진다든지 하면 정서적으로 안 좋은 상태이므로 그걸 해소하고 결혼해야 한다. 그런 여성들은 일단 수면 패턴을 바꿀 필요가 있다. 잠을 푹 자면 이런 정서적인 문제가 자연스럽게 해소된다. 맑은한약을 처방하여 몸의 균형을 잘 잡아주면서 음식 관리와 운동을 해주면 잠도 잘 오면서 정서적으로 안정도 잘 된다.

엄마의 화기를 다스려주어야 뱃속 아기도 웃는다

엄마의 정서불안이든 불면증이든, 이 화기, 즉 노폐물로 인한 열이 컨트롤이 잘 안 되고 몸 어딘가에 자꾸 정체를 하니까 그런 증상들이 나타나는 것이다. 그런데 이 정서라는 걸 따로 지목해 이야기하는 이유가 있다. 엄마가 아기를 가지면 일반적으로 엄마 혼자 생활할 때의 생리작용과 아기하고 같이 있을 때의 생리작용이 매우 다르다. 우선은 굉장히 많은 열을 만들어 낸다. 임신을 하게 되면 생리 대사 기능의 활성도가 일반인들보다 두 배에서 세 배 가까이 증가를 한다. 새 생명을 만들어내기 위해 몸 안에서 수많은 작용을 하면서 엄마 몸에서 처리해야 할 화기들이 많아지기 때문이다.

그러면서 엄마의 가슴에 열이 많아진다. 그럴 때 우울증이 심하게 나타날 수 있다. 여성이 임신을 하게 되면 호르몬의 변화가 오면서 몸 안에서 많은 일들이 일어난다. 하나의 생명을 뱃속에서 키워내기 위한 몸 안의 여러 시스템이 일사분란하게 작동하는 것이다. 당연히 몸 안에서 열이 발생하게 된다. 원래 건강했던 여성이라면 이 시기를 씩씩하게 잘 이겨낼 수 있다. 몸 안에서 일어나는 다양한 변화들로 인해 벅차게 느껴질지라도 과부하가 오지 않는다. 그런데 임신 전에도 예민한 성격에 감정의 기복이 심하고 체력도 약했던 여성이라면 임신은 큰 부담이 된다. 자기 자신을 컨트롤하는 것만도 힘들었기 때문에 새로운 생명을 자기 안에 품고 온전히 책임을 져야 하는 상황에선 혼란을 느끼는 것이다. 무기력감에 빠지고, 이유 없이 슬퍼지고 눈물이 난다. 그러다가 갑자기 주변에게 화를 내고 원망을 하기도 한다. 급기야는 삶에 대한 회의로 이어져 극단적인 행동을 하기도 한다.

그런 상태를 '임신성 우울증'이라고 하는데 자연스럽게 나아지기도 하지만 그렇게 되지 않을 경우 전문적인 치료를 받아야 한다. 중요한 건 임신 중 이런 불안정한 정서에 사로잡혀 있던 엄마에게서 태어난 아기 역시 정서적으로 문제가 있을 수 있다는 것이다. 그렇기 때문에 정서적으로 불안정한 여성이 임신을 하려고 하거나 아기를 갖게 되면 먼저 치료를 받아 이런 문제들을 제거해야 한다. 이때 필요한 치료는 몸 안의 화기를 없애주는 것이다. 결혼을 앞둔 여성이나 임신을 앞두고 있는 여성은 건강한 몸 상태를 만들어주기 위해서 가장 먼저 정서적 불안을 초래하는 상초기체증을 없애야 한다. 그러면서 음식 관리와 운동을 함께 해 주면 몸은 자연스럽게 최적의 환경을 갖게 된다.

음식만 잘 조절해도 노폐물이 줄어들 수 있고 운동을 함께 해주면 훨씬 더 좋다. 음식과 운동으로도 해결이 안 되는 나머지 부분을 맑은한약으로 치료하는 것이다. 산후 우울증도 마찬가지이다. 많은 여성들이 출산 후에 감정을 다스리지 못하고 자신의 처지와 환경에 대해 비관적이거나 부정적인 생각을 하게 된다. 출산이라는 대사건을 겪으면서 그 동안 누적된 노폐물이 발현되어 불안정한 정서를 야기하는 때문이다.

물론 출산을 하게 되면 출산 후의 급격한 호르몬의 변화, 출산 전후 스트레스, 양육에 대한 부담감, 몸매의 변화 등으로 때문에 일시적으로 산후 우울증을 가질 수는 있다. 그러나 지속적이고도 집요하게 이 상황에서 벗어나지 못하게 되는 것 역시 출산 전부터 가지고 있던 기체증 때문이다.

그래서 건강한 상태에서 임신을 해야 엄마와 아기 모두에게 좋다는 것이다. 엄마가 행복하면 뱃속의 아기도 행복하고, 엄마가 불안하면 뱃속의 아기도 불안함을 갖는다. 엄마가 느끼는 모든 희로애락과 엄마가 먹는 모든 음식이 모두 아기에게 고스란히 전달된다는 사실을 잊지 않았으면 좋겠다.

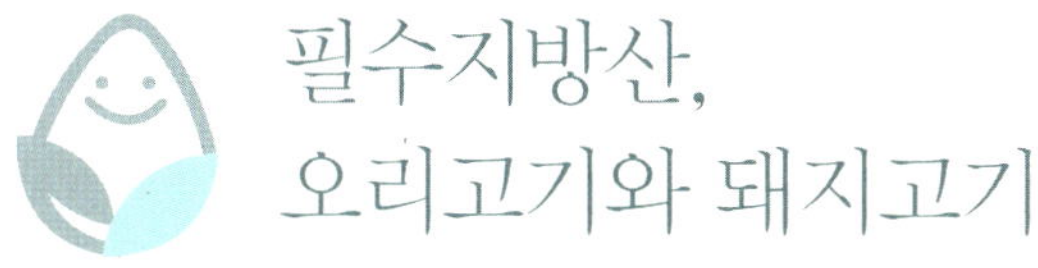

육식, 알고 먹어야 약이 된다

대체로 음식 선택에 신중한 한의사들은 육류를 그다지 즐기지 않는 편이다. 그런 한의사들이 육류 중에서 가장 많이 먹는 고기는 아마도 오리고기일 것이다. 직업상 오리고기의 효능에 대해서 한의사들이 가장 잘 알 수밖에 없기 때문이다. 예전에 방영했던 〈대장금〉이란 드라마를 보면, 임금이 유황오리를 먹고 탈이 나서 주인공 장금이가 고초를 겪는 장면이 나온다. 그 장면에서 장금이는 오리가 유황을 먹으면 오리의 육질이 좋아지고 오리들이 건강해진다고 말한다. 그런 건강한 오리고기를 먹은 사람 역시 건강해지기 때문이다.

이런 오리고기 외에 돼지고기도 열에 강한 필수지방산이 있기 때문에 수많은 육류 중 가장 좋은 고기라 할 수 있다. 이 두 고기는 요리를 해도 필수지방산이 거의 변성이 되지 않는다. 암수술 후 회복기에 있는 환자들이 먹으면 효과가 좋다. 항암제 치료를 받으면서 흔히 나타나는 피부 증상, 메슥

거림, 관절 통증, 무기력, 불면증 등등의 증상들이 현저하게 개선될 정도로 몸에 이로운 작용을 한다.

몸에 자생력을 키우는 데에 필요한 건 필수지방산이다. 반대로 자생력이 약해지면 암에 걸리기 쉽다. 암은 신체 조직의 자율적인 과잉 성장에 의해 비정상적으로 자라난 덩어리를 말하는 것으로, 여러 가지 원인에 의해 세포 자체의 조절 기능에 문제가 생기면 정상적으로는 사멸해야 할 비정상세포들이 과다 증식하게 되어 기존의 구조를 파괴하거나 변형시키고 나아가 목숨을 잃기도 한다.

그렇다면 왜 이런 이질적인 세포가 몸에 생기는 걸까? 세포는 평균 27일 주기로 계속 바뀌는데 기존의 세포가 사멸하기 전에 세포분열을 해서 똑같은 세포를 만들어 놓기 때문에 몸이 같은 상태를 늘 유지하는 것이다. 그런데 이 과정에서 명령체계가 잘못 이루어지면서 암세포가 만들어지는 것이다. 암 바이러스는 암을 일으키는 설계도 RNA를 가지고 있는데, 이 RNA가 정상세포의 DNA에 파고들어가 결합해 버리면서 정상세포가 암을 일으키게 된다. 따라서 암세포의 DNA에는 반드시 암 바이러스의 RNA가 들어 있다.

RNA에는 크게 3종류가 있는데, 아미노산을 운반하는 t-RNA, 아미노산의 배열을 결정하는 m-RNA, 리보솜을 형성하는 r-RNA이다. 세포 내에는 일반적으로 rRNA가 주성분이고, tRNA가 그 다음이며, mRNA는 수% 이하에 불과하다. 모두 DNA를 주형으로 하여 합성하며 rRNA와 tRNA는 mRNA보다 수명이 길고 대사적으로 안정적이다.

그런데 t-RNA를 만들 때에 가장 중요한 재료가 되는 게 필수지방산이다. 필수지방산이 있어야 t-RNA를 건강하게 만들어 준다는 것이다. 그래서 암에 걸리지 않으려면 필수지방산을 많이 먹어야 한다. 필수지방산은 생체

내에서 합성되지 않아 음식을 통해 반드시 섭취되어야 한다. 필수지방산은 돼지고기 기름, 오리고기 기름, 생선회 그리고 변성되지 않은 식물성 기름에 많이 들어 있다. 식물성 기름은 생들기름, 올리브오일 그리고 견과류에 많다.

필수지방산은 α-리놀렌산(오메가3지방산)과 리놀레산(오메가6지방산)만이 알려져 있다. 그 외에 사람에서 발견된 지방산으로는 조건부 필수지방산인 γ-리놀렌산, 라우르산, 팔미톨레산이 있다. 체내에서 필수지방산은 심장세포의 지속적인 존재 혹은 사멸에 매우 중요한 역할을 하기도 한다.

아이들의 성장에 필수지방산은 반드시 필요하다

아이들의 경우 필수지방산 섭취는 아동의 학습 및 행동발달에도 중대한 영향을 미치는 것으로 알려져 있다. '호주연방과학산업연구기구(CSIRO)'의 최근 연구 결과에 의하면, 영양소가 단지 건강에만 중요한 것이 아니라 아동의 사고 및 감정 방식에 커다란 영향을 미칠 수 있는 것으로 나타났다. 이 가운데 건강한 뇌 기능에 가장 중요한 요소는 고순도 필수지방산이었다.

그런데 우리나라의 전통적인 쌀밥 위주의 식사는 영양 면에서 빈약하다. 밥에 반찬 몇 가지, 국이나 찌개가 전부이다. 여기에 가장 필요한 필수지방산이 얼마나 들어가 있을까? 외식을 한다고 해서 영양의 질이 월등히 좋아지는 건 아니다. 스테이크, 스파게티, 햄버거, 피자, 설렁탕 등의 음식들에 필수지방산이 얼마나 들어가 있겠는가. 건강을 위해서는 외식을 자주 하는 것이 불리하다. 외식 메뉴는 대부분 건강의 최대 적으로 알려진 삼백(三白) 식품인 흰 쌀, 흰 밀가루, 흰 설탕으로 이루어져 있기 때문이다.

현대의학이 아무리 발달했다고 해도 암은 여전히 정복되지 않은 질병군이다. 그래서 여전히 요즘 사람들은 암에 걸릴까 봐 두려워하고 있다. 항암 효과가 있다고 소문이 나면 너도나도 앞다투어 먹기 바쁘고, 암을 유발한다고 하면 갑자기 혐오식품으로 취급하는 실정이다. 그러면서도 암세포를 이길 수 있는 건강한 t-RNA를 만들어주는 필수지방산의 섭취에는 소극적이다. 오리고기는 사람들이 생각하는 그 이상의 효능을 가지고 있다.

오리고기는 육류지만 다른 육류와 달리 알칼리성 식품으로 체내에 축적되지 않는 불포화 지방산이 다른 고기보다 월등히 많고 필수 아미노산과 각종 비타민도 풍부하다. 단백질은 쌀밥의 6배, 콩의 1.4배이며, 비타민은 닭의 3.35배나 된다. 특히 비타민C와 비타민B1, 비타민B2의 함량이 높아 집중력과 지구력을 길러주고 몸의 산성화를 막아준다. 또한 칼슘, 인, 철, 칼륨도 풍부하다.

오리고기의 효능에 대해서는 이미 여러 기록에도 나와 있다. 『동의보감』에는 "오리고기는 오장육부를 매우 편하게 해주는 작용이 있다"고 쓰여 있고, 『본초강목』에는 "오리고기는 해독작용을 하고 혈액순환을 도우며 생활습관 때문에 생긴 병에 특효가 있다"고 적고 있다. 그 외에도 고혈압, 중풍, 신경통, 동맥경화, 허약체질을 개선하는 효능이 있고 몸 안의 해독작용과 혈액 순환을 돕는다고 기록되어 있다.

오리고기 못지않게 돼지고기의 필수지방산도 매우 좋다. 돼지고기의 삼겹살에서 기름 많은 부위에는 굉장히 좋은 필수지방산이 있다. 그런데 간혹 부모들이 아이들에게는 기름이 안 좋다고 생각해서 돼지고기 부위에서 기름 부분은 자기가 먹고 아이에게는 살코기로만 잘라주는 경우가 있다. 결과적으로 몸에 좋은 부위는 부모만 먹게 되는 거다. 육류에 관한 올바른 정보와 필수지방산에 대한 이해가 왜 필요한지를 알고 음식에 접근한다면 더 많은 사람들이 건강한 삶을 살 수 있을 것이다.

오리고기는 성인을 말할 것도 없고 성장기의 아이들에게도 매우 좋다. 필수지방산 외에도 비타민 A와 B군이 타 육류에 비해 많기 때문에 한창 발육을 하는 데에 필요한 원활한 체내 대사 조절, 성장기 발육 촉진, 피로 회복, 면역력 강화에 매우 좋다. 칼륨, 인, 마그네슘, 칼슘, 철, 아연 등의 무기질 함량이 높아 아이들의 살은 찌우지 않으면서 충분한 영양을 섭취하게 해준다. 그 외에도 콜라겐, 황산 콘드로이틴 등의 함량이 높아 피부미용과 뼈, 관절, 연골의 생성에도 기여한다. 따라서 성장기 아이들에게는 어떤 육류보다도 오리고기와 돼지고기를 먹이는 게 좋다.

우리 몸에 필요한 영양은 우선 3대 영양소인 단백질, 지방, 탄수화물이다. 3대 영양소 중에서 단백질, 지방은 몸을 구성하는 물질이고 탄수화물은 몸에 필요한 에너지를 공급한다. 건강을 유지하려면 식사할 때마다 세 가지 영양소를 골고루 먹어야 한다. 단백질과 지방은 충분히 공급해주면서 탄수화물은 과하지 않도록 섭취한다. 단백질과 지방은 우리 몸을 만들어주는 재료이고 또한 몸에 축적이 되지 않는다. 탄수화물은 과잉공급하게 되면 필요한 만큼 소모시키고 남은 부분은 피하지방이나 내장지방으로 축적시키기 때문에 필요 이상을 먹게 되면 그만큼 살이 찌게 된다.

과거에 음식은 절대량이 부족했었고 영양적인 차원에서도 부족해서 노폐물이 생기는 경우가 현재보다는 적었다. 요즘 음식들은 열량을 과잉 섭취하면서도 몸에 필요한 영양소는 매우 부족한 상태이다. 몸의 순환이 잘 되도록 해주는 불포화지방을 위주로 식사를 해야 몸의 노폐물이 생기지 않고 영양이 부족하지 않은 상태를 유지할 수 있다.

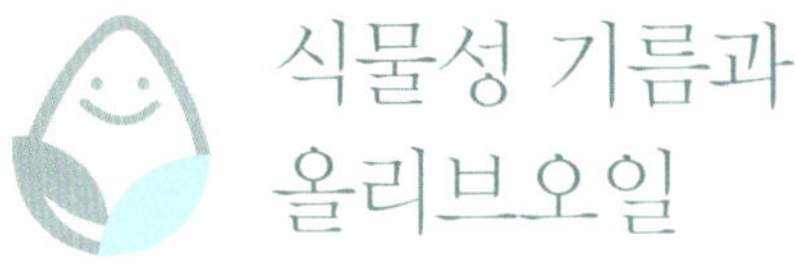

식물성 기름과 올리브오일

좋은 기름, 나쁜 기름

미국에서는 지방 섭취량을 하루 총 열량의 20~35%로 권장하고 있다. 우리나라 사람들의 하루 지방 섭취량은 20~25%이고, 이 중 상당수는 식물성 지방이다. 한국의 전통적인 식단 구성상 나물을 무치고, 기름에 볶는 음식이 많아서 들기름, 참기름, 콩기름 등의 식물성 기름을 사용할 일이 많아서이다. 간혹 고지혈증이 있는 분이 콜레스테롤 수치를 낮추기 위해 지방은 전혀 먹지 않으려고 하는데 그건 좋은 방법이 아니다. 오히려 양질의 식물성 기름을 섭취하게 되면 콜레스테롤 수치를 저하시킬 수 있다. 올리브오일, 카놀라오일, 아보카도오일, 콩기름 등이 콜레스테롤을 낮추는 역할을 하는 대표적인 오일들이다.

건강을 위해 매일 아침 생들기름을 한 스푼씩 먹는 사람들이 많다. 생들기름은 리놀렌산 등의 불포화지방산이 풍부해서 혈액 중 콜레스테롤 수치를 떨어뜨려 동맥경화 예방에 좋고, 리놀레산은 스트레스에 대항하는 부산

피질호르몬이나 남성호르몬을 활발하게 분비시키는 작용을 하며, 비타민E가 혈관을 청소하는 역할을 해서 피부를 윤기 있게 하고 노화를 억제해 준다. 심장과 혈관의 기능을 도와 온몸에 활력을 주고 간장을 튼튼하게 만들며 해독작용에도 탁월하다.

비단 생들기름의 효능만 뛰어난 게 아니다. 올리브오일, 콩기름도 매우 좋은 식물성 기름들이다. 그럼에도 불구하고 이 기름들을 먹는 문제에 대해선 적극적으로 권장할 수만은 없다. 시중에 시판되는 대부분의 참기름, 들기름, 콩기름들은 변성된 상태이기 때문이다. 들기름이든 참기름이든 콩기름이든 일단 볶는 과정을 거친다. 기름을 더 많이 나오게 하기 위해서이다. 그런데 어머니들은 시장에서 참기름을 사면서 항상 냄새를 맡아 본다. 향이 진하고 고소하면 "맞다 제대로 짰네, 참기름!" 하고, 냄새가 덜하면 "기름 짠 지 오래 됐나 보네!" 하고 돌아선다. 참기름이든 들기름이든 덜 볶으면 볶을수록 고소하다. 기름 짜는 분들이 숙련되지 못해서 많이 볶게 되면 고소한 냄새가 없어지게 된다.

식물성 지방 중에서 가장 으뜸은 올리브오일이다. 신이 내린 최고의 선물이라는 찬사를 받고 있는 올리브오일은 양배추, 요구르트와 함께 세계3대 장수식품으로 꼽힐 정도로 몸에 좋은 여러 효능을 가지고 있는 식물성 기름이다. 불포화지방산인 올레산이 70~80%나 들어 있고, 비타민E와 프로비타민A 등도 함유돼 있다.

올리브오일을 상시 복용하게 되면 몸의 여러 부분에서 복합적이고도 놀라운 개선 효과를 볼 수 있다. 우선 올리브오일을 꾸준히 오랫동안 먹게 되면 혈액의 응고를 감소시켜 사람에게 좋은 HDL콜레스테롤의 비율을 높이고 콜레스테롤의 혈관 침착을 막아주는 역할도 하며, 항응혈제로서 혈액의 점도를 낮추어 혈액의 순환을 돕기 때문에 혈전이나 폐색(閉塞) 예방에도 좋다. 심장을 튼튼하게 하는 효능이 있어서 올리브오일을 많이 먹고 사는 크레타 섬의 사람들은 심장병과 암에 의한 사망률이 세계에서 매우 낮은 편에 속한다.

특히 올리브오일에는 항산화작용하는 다량의 폴리페놀이 함유되어 있어서 세포의 노화를 억제시킴과 동시에 발암물질로부터 보호해주는 기능도 한다. 또한 올리브오일의 폴리페놀 성분이 위궤양을 유발하는 헬리코박터 파일로리균을 억제시키는 역할도 한다. 폴리페놀이 강한 위산이 분비되는 위 속에서도 살아남아 항생제 내성을 가진 헬리코박터 파일로리균까지 없애주기 때문이다. 뿐만 아니라 올리브오일을 다량 섭취하면 뼈의 석화작용과 석회화 작용을 증대시켜 준다. 그럼으로써 칼슘 흡수를 도와 골다공증의 예방을 돕는다.

올리브오일만 잘 먹어도 오래 살 수 있다

일본의 세계적인 항노화 전문의사인 미쓰오 다다시는 『10년 젊게 30년 오래』라는 자신의 책에서 올리브오일의 효능에 대해 이렇게 설명하고 있다.

"올리브오일을 섭취하면 콜레스테롤을 운반할 때 좋은 작용을 하는 HDL이 늘어나고, 나쁜 작용을 하는 산화한 LDL은 줄어든다. 또한 올리브오일은 위산이 과다하게 분비되지 않도록 작용하고, 장에서는 영양소의 흡수를 촉진한다. 유방암이나 전립선암의 발병을 억제한다고도 하니, 호르몬에도 좋은 영향을 미친다고 볼 수 있다."

올리브오일의 효능을 익히 알고 있는 사람들은 매일 아침 올리브오일을 티스푼으로 한 스푼씩 음용하는 걸 습관화하고 있다. 처음에 설사, 피부 발진 등의 명현 현상이 있을 수 있지만 꾸준히 음용하게 되면 여러 복합적인 증상에 대한 개선 효과를 볼 수 있다. 단, 올리브오일을 음용할 때에는 전혀 열을 가하지 않고 생산된 엑스트라 버진 등급을 마셔야 한다. 열을 가하면 필수지방산의 변성이 일어나기 때문에 몸에 오히려 안 좋다.

▶ 올리브오일의 효능들

1. 심혈관 질환의 위험을 낮춘다.

2. 위염과 위궤양을 예방해준다.

3. 혈압을 낮추어 준다.

4. 단일불포화지방산이 체중이 늘어나는 걸 막아준다.

5. 꾸준히 오래 복용하면 천식과 관절염을 예방해준다.

6. 대장암 예방을 돕는다.

7. 변비에 좋다.

8. 노화예방과 피부미용에 좋다.

9. 콜레스테롤 수치를 저하시킨다.

10. 소화기를 건강하게 해준다.

11. 간 기능을 향상시킨다.

12. 혈당조절을 해주어 당뇨병 예방에 좋다.

13. 태아와 아이들의 성장과 발육을 돕는다.

14. 아이들의 뇌 발달을 돕는다.

15. 아이들의 뼈를 튼튼하게 해준다.

올리브오일이 몸에 다방면으로 좋다는 건 더 이상 새로운 일이 아니다. 유럽 사람들은 오래 전부터 식탁에서 올리브오일을 많이 먹어 왔다. 미국인들은 고기를 굽기 전에 마른 허브와 함께 올리브오일에 재워 두었다가 그릴에 구워 먹는다. 유럽인들은 빵을 올리브오일에 찍어먹을 정도로 즐겨 먹는다. 밀가루가 주원료인 빵을 먹게 되면 가스가 차거나 배가 더부룩한 경우가 종종 있는데 올리브오일을 찍어 먹게 되면 그런 현상이 없다.

필수지방산이 풍부한 생들기름에 빵을 찍어 먹어도 고소하고 소화도 잘 된다. 올리브오일과 생들기름을 이런 방법으로 음용하게 되면 간혹 설사를 하거나 두드러기가 나기도 하고, 배가 더부룩하고 가스가 차는 반응이 나타날 수도 있는데 몸에 좋은 약리 반응이므로 걱정할 필요가 없다. 몸 안의 환경이 개선되면 자연스레 그런 반응이 사라진다.

올리브와 생들기름이 몸에 좋으니 자주 음용을 하라고 권하면 대부분 기름이 역해서 못 먹겠다고 한다. 이럴 때 두 가지 기름을 섞어서 먹게 되면 서로 상쇄효과를 내면서 훨씬 괜찮아진다. 들기름이나 올리브기름을 빵에 찍어먹을 때 느끼한 맛이 많이 싫은 사람은 커피를 함께 찍어 먹으면 중화가 된다. 그런데 올리브오일이라고 무조건 다 같은 효과가 있는 건 아니다. 용도에 따라 거기에 맞는 오일을 써야 한다.

▶ 올리브오일의 등급

1. 엑스트라 버진 올리브오일

자연 산성도 1% 미만으로 최초 압착해서 얻는 오일로 뛰어난 맛과 향, 색을 유지한다. 정제된 오일이 전혀 들어가지 않기 때문에 음용에 적합하고 샐러드 드레싱소스, 나물 무침용, 버터나 마가린 대용으로도 사용한다. 튀김이나 부침용으로는 적합하지 않다.

2. 파인 버진 올리브오일

자연 산성도 1.5% 미만으로 맛과 향에 있어서 엑스트라 버진과 큰 차이가 없지만 산도가 차이 난다.

3. 세미 파인 올리브오일

자연 산성도 3% 미만으로 올리브오일 중에서 가장 등급이 낮다. 화학적인 정제 방법으로 만들었기 때문에 주로 튀김용으로 사용한다.

4. 퓨어 올리브오일

가공 산성도 1.5% 이하로 정제된 올리브오일과 버진 올리브오일을 혼합한 오일이다. 식용유 대체용으로 쓰고, 부침이나 구이용에 적합하다.

5. 리파인드 올리브오일

자연 산성도 3.3% 이상으로 정제 과정에서 고온, 화학처리 되어 맛과 향, 색깔이 거의 없다. 공업용 또는 퓨어 올리브오일에 첨가하여 사용한다.

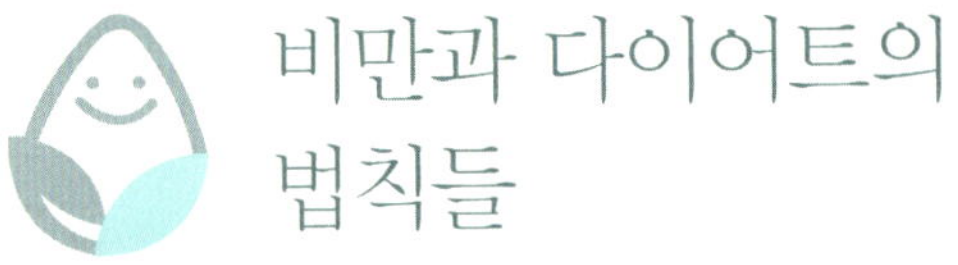

비만과 다이어트의 법칙들

영양소를 알아야 살이 빠진다

"나는 물만 먹어도 살이 찌는 체질이야."

"나는 고기도 거의 안 먹고 밥만 먹는데도 도무지 살이 빠지질 않아."

살찐 사람들 중에는 이렇게 하소연하는 이들이 많다. 특별한 질환이 아니고선 먹지 않는데도 살이 찌는 경우란 없다. 비만의 원인은 100% 음식에 의해서이다. 살찌는 음식이 있고 찌지 않는 음식이 있다. 매일 같은 식탁에 앉아서 끼니를 함께 해도 어떤 사람은 체중이 늘고 어떤 사람은 오히려 체중이 줄기도 한다. 주로 어떤 음식을 얼마나 먹느냐에 따라 영향을 받기 때문이다.

비만이란 일반적으로 체중이 많이 나가지만 비만하지 않아도 근육이 많으면 체중이 많이 나갈 수 있으므로 체내에 지방조직이 과다한 상태를 비만으로 정의한다. 즉, 피부와 근육 사이에 피하지방이 많은 걸 말한다. 진단 시 신체비만지수(체질량지수, Body mass index: 체중(kg)을 신장(m)의 제곱으로 나눈 값)가 25 이상이면 비만으로 정의한다. 소아 비만은 성인 비만보다 훨씬 심각하다. 성인 시기에도 비만이 지속적으로 이어질 가능성이 클 뿐 아니라 비만이 지속되면 지방간, 고콜레스테롤 혈증, 고혈압, 당뇨병, 심혈관 질환, 호흡기 질환 등의 성인병으로까지 초래할 가능성이 크기 때문이다.

살을 빼고 싶은 사람이나 찌고 싶은 사람이나 반드시 알아둬야 할 게 각 영양소의 역할이다. 주요 영양소로 5가지를 꼽고 있는데 탄수화물, 단백질, 지방, 무기질, 비타민이다. 그 중에서 탄수화물의 역할은 에너지를 만드는 것이고, 단백질과 지방은 몸의 구성 성분을 만든다. 무기질과 비타민은 생체 대사과정에서 꼭 필요한 효소들이다. 그러면 탄수화물, 단백질, 지방 중에서 어떤 걸 음식으로 많이 섭취했을 때 살이 찔까?

탄수화물이다. 탄수화물을 줄이는 것이 비만 관리의 핵심이다. 단백질하고 지방은 몸의 구성 성분이므로 살이 찌지 않는다. 필요한 만큼만 흡수하고 나머지는 밖으로 내보내기 때문이다. 그래서 한때는 '황제 다이어트'라는 게 유행한 적이 있었다. 황제 다이어트는 고대 그리스 시대의 황제처럼 하루 세 끼를 고기만 먹고 탄수화물은 전혀 먹지 않는다는 데서 만들어진 명칭이다. 이 다이어트를 하게 되면 3~4주에 거의 모두 6kg 이상 살이 빠지게 된다.

그런데 4주 이상 되면 더 이상 견디기 힘들어진다. 탄수화물에 대한 갈증이 밀려오기 때문이다. 그때 밥을 먹게 되거나 정상적인 식사를 하게 되면 금방 요요 현상이 온다. 탄수화물을 먹게 되면 몸에서 에너지원으로 쓰지 않고 열심히 비축을 해둔다. 탄수화물이 중단될 때를 대비한 몸의 본능적인 메커니즘 때문이다. 먹는 대로 고스란히 살로 가는 것이다.

탄수화물이 가득한 쌀, 감자, 고구마, 옥수수, 밀가루 음식 등만이 아니다. 과일도 간과해선 안 된다. 다이어트를 하는 사람들 중에는 과일은 살이 안 찐다고 생각하는 사람들이 많다. 다이어트 기간 중에도 많이 먹고 다이어트를 마치고 나서도 많이 먹는다. 그런데 대부분의 과일 속에는 많은 양의 과당이 들어 있다. 강력한 탄수화물이 포함되어 있는 것이다. 여성들 중에는 단것을 좋아하는 사람들이 많다. 다이어트를 한다고 하루 종일 굶고 나서 작은 케이크 한 조각쯤이야 하면서 단숨에 먹어 치운다. 케이크, 아이스크림, 초콜릿, 빵 전부 다 탄수화물이다. 다이어트를 실패하게 하는 강력한 방해꾼들이다.

살이 찌기 싫은 사람이나 살을 빼고 싶은 사람들은 칼로리 계산을 잘해야 한다. 칼로리 계산만 잘하면 얼마든지 잘 먹으면서도 살이 찌지 않을 수 있다. 굶다시피 하고 늘 한 줌의 식사만 하는데도 체중감량에 실패한다면 분명 먹는 것에 문제가 있는 것이다.

현대인들은 하루에 필요한 1일 칼로리보다 훨씬 많이 먹고 있다. 과잉 영양 섭취로 인해 비만이 오면서 건강도 위협받는 것이다. 비만과의 전쟁을 벌이고 있는 미국 뉴욕시의 경우엔 시민들의 건강을 위해 2006년부터 모든 식당의 메뉴판에 각 음식의 칼로리를 표기하도록 의무화하고 있다. 뉴욕시에서는 음식의 칼로리뿐 아니라 지방질이 몸에 쌓이는데 결정적인 영향을 미치는 염분 함유량이나 당분 수치 등을 종합적으로 분석해 생활에 필요한 에너지 량도 발표하고 있다. 특히 패스트푸드를 상징하는 트랜스지방을 식탁에서 전부 몰아내겠다고 선포하기까지 했다.

사람들이 칼로리를 과잉 섭취하게 되면 쓰고 남은 칼로리는 지방으로 저장된다. 그 역할을 췌장이 담당한다. 췌장은 내분비 파트와 외분비 파트로 나누어져 있는데 외분비 파트에선 소화액을 만들어낸다. 흔히 위가 소화를 담당한다고 생각하는 사람들이 있는데 위에서는 음식을 잘게 빻아주고 소화효소들이 잘 분비될 수 있게 해주는 역할을 하며 소화의 핵심적인 역할은 췌장이 맡고 있다.

췌장에서 내분비호르몬인 인슐린과 글루카곤이 만들어지는데, 인슐린은 살을 찌게 하는 호르몬이고 글루카곤은 반대로 저장되어 있던 지방들을 혈관으로 내보내서 에너지로 쓸 수 있게 만들어 주는 호르몬이다. 결국 우리 몸에 살을 찌게 할지 빠지게 할지 결정하는 것이 췌장이라는 것이다.

단백질은 식물성 단백질이든 동물성 단백질이든 거의 90% 이상 나쁘지 않다. 해로운 게 별로 없다. 그러나 변성 단백질은 주의해야 한다. 몸 안에서 노폐물로 되기 때문이다. 그래서 소고기의 경우도 일부러 육회만 고집하는 사람들이 있다. 단백질과 지방의 변성이 전혀 안 되었기 때문이다. 우리나라 사람들이 즐겨 먹는 설렁탕과 곰탕은 소고기의 변성이 심한 음식이다. 몇 시간씩 푹 끓이기 때문에 변성이 이루어질 수밖에 없다.

좋은 지방 섭취하고 나쁜 지방은 버린다

지방에도 좋은 지방과 나쁜 지방이 있다. 좋은 지방은 불포화지방, 나쁜 지방은 포화지방산이라고 한다. 그런데 요즘은 불포화라는 말 대신 필수지방산이라고 더 잘 쓴다. 우리 몸에 굉장히 필요한 지방이라는 의미이다. 소고기를 넣고 오랜 시간 끓이면 단백질이 변성이 되지만 지방도 마찬가지로 변성된다. 육류 중에서 소고기와 닭고기에는 안 좋은 포화지방산이 비중이 더 크다. 포화지방은 60% 정도이고 불포화지방은 40% 정도이다.

그에 비해 돼지고기와 오리고기, 생선회는 반대이다. 우리 몸에 좋다는 불포화지방이 60~70%이고 포화지방산 30~40%이다. 양쪽의 차이가 별로 크지 않은 것 같아도 육류를 먹었을 때 우리 몸에 일어나는 반응은 결코 사소하지 않다.

탄수화물 중에 변성을 피하며 칼로리를 적당히 섭취할 수 있는 것은 쌀이다. 에너지로 쓰기도 편하고 쓰고 났을 때 노폐물 찌꺼기도 거의 안 만든다. 물론 쌀도 탄수화물이기 때문에 많이 먹으면 당연히 살이 찐다. 살 뺀다고 고기는 전혀 안 먹으면서 적은 반찬에 밥, 식빵과 샌드위치 등으로 끼니는 해결하는 사람들이 많다. 이런 경우 오히려 과도한 탄수화물 섭취가 살을 찌게 할 수 있다는 걸 깨달아야 한다.

지방을 섭취할 때 가장 좋은 방법은 생선을 회로 먹는 것이다. 지방의 파괴나 변성이 전혀 이루어지지 않았기 때문이다. 생선 중에 가장 좋은 불포화지방산을 갖고 있는 건 고등어, 아지, 꽁치와 같은 등푸른생선이다. 물론 이 생선들도 회로 먹었을 때에 한해서이다.

생선의 지방은 열에 약해서 고등어를 구워 먹거나 조림을 해 먹으면 지방이 변성이 온다. 육류 중에서 가장 좋은 지방을 갖고 있는 건 오리고기이다. 오리고기를 먹으면 필수지방산만 먹은 것과 같은 효과를 일으킨다. 결과적으로 돼지고기, 오리고기, 생선회를 먹으면 필수 지방산을 먹은 것과 같다. 그래서 아이엔여기한의원에서는 환자들에게 음식 개선을 지도할 때 생선회, 돼지고기, 오리고기를 자주 권한다. 어떤 음식을 어떻게 먹을 것인가는 이렇게 비만에도 직결되며 건강에도 영향을 미친다.

특히 소아 비만의 문제점은 성장장애와 성조숙증, 성인질환 유발, 대인관계에서의 위축감 등으로 이어진다는 것이다. 아이들이 살이 찌게 되면 골연령이 증가하고 성장판이 조기 폐쇄되어 최종 키가 작아질 수 있다. 비만은 호르몬 시스템을 교란시켜 조기 월경 및 성조숙증이 나타날 수 있다. 그뿐만이 아니다. 소아 비만은 소아 당뇨를 비롯하여 아이의 성장 이후 고지혈증, 지방간, 고혈압, 당뇨병 등 각종 성인병 위험도를 증가시킨다. 주변 사람이나 또래들과의 생활에서 비만한 몸에 대한 타인의 시선이나 놀림에 의기소침할 수 있고 심하면 스스로를 사람들로부터 고립시키려는 경향을 보인다. 이런 정서적인 불안정이 폭식증이나 거식증으로 연결되기도 한다.

소아 비만의 치료는 무엇보다도 잘못된 음식물로 몸 안에 쌓인 노폐물 제거와 함께 식습관과 생활습관을 바꾸어 주어야 한다. 비만을 치료하는 과정에서도 발육에 필요한 고른 영야 섭취는 필수이다. 영양 불균형을 초래하면서 단기간에 살을 많이 빼는 다이어트는 건강을 해칠 뿐만 아니라 금방 다시 원래의 체중으로 돌아가게 한다. 가장 좋은 다이어트는 고른 영양 섭취와 운동을 통해 몸의 순환을 좋게 하여 살을 빼는 것이다.

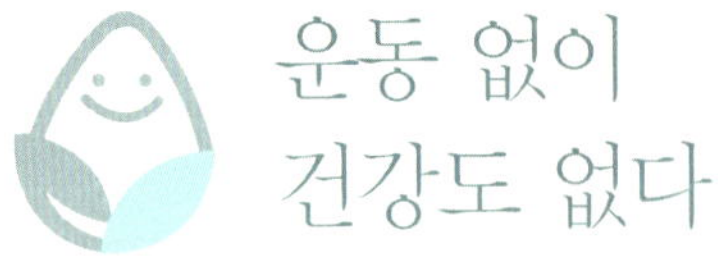

운동을 하면 면역력이 향상된다

인간의 몸은 원래 많은 신체활동을 할 수 있도록 만들어져 있고, 많은 신체활동을 함으로써 모든 신체의 기관과 기능이 유지되거나 향상될 수 있다. 그러나 현대에 와서 생활환경이 점차 자동화, 기계화되어감에 따라 일상생활 속의 활동량이 부족하여 신체 기능과 적응력이 약해져서 성인병과 퇴행성 질환 등이 쉽게 나타난다. 그런데 운동이 중요하다는 사실을 알면서도 바쁜 일상에 쫓기다 보면 최소한의 운동도 하기 어려운 게 현실이다. 그러나 운동은 건강과 직결되는 만큼 여유 있을 때 하는 게 아니라 일부러 시간을 만들어서라도 해야 한다.

전신운동을 통해 신체 각 부분을 단련시키는 한편 마음과·정신의 안정을 이룸으로써 인체가 가진 면역력과 자연치유력을 극대화시켜 병을 예방하거나 치료하는 것이 운동이다. 즉, 경근을 활성화하고 전신 관절을 유연하게 하고 장부를 활성화시키며 기혈을 순환시켜 경락이 잘 흐르도록 하는 것이다. 기혈이 소통되는 경락의 흐름이 원활하면 인체도 건강한 상태가 유지되고 경락의 흐름이 막히면 인체도 병리적인 상태에 이르게 된다. 운동을 통해 인체 14경락을 골고루 자극하여 기혈을 원활하게 소통시키는 운동은 한의학의 양생에 있어서 중요한 것이다.

그런데 운동을 하는 사람들은 많은 시간을 근력운동에 할애하면서도 유산소운동에는 소홀하다. 그런데 그렇게 하면 몸에 문제가 생긴다. 반드시 유산소운동으로 몸의 순환이 되도록 한 다음에 근력운동을 해야 한다. 유산소운동은 조깅, 걷기, 러닝머신, 에어로빅, 수영, 줄넘기 등 숨이 차면서 산소를 많이 소모하며 땀을 배출하게 하는 운동을 말한다. 다이어트를 할 때 유산소운동을 많이 하는 이유는 체지방을 감소시켜주기 때문이다. 근력운동은 무산소운동으로 아령이나 덤벨, 바벨 등의 운동기구를 이용하는 운동으로 웨이트트레이닝이라고 한다. 무산소운동은 근육을 키워 칼로리 소모량을 늘리는 것으로 근육양이 키워지면서 기초대사량이 높아져 다이어트 효과를 볼 수 있다.

산에 갔다 왔는데, 그 다음날 아픈 곳이 별로 없고 그냥 '아, 산에 갔다 왔구나' 하는 정도가 되면 그 사람은 굉장히 순환이 잘 되는 사람이다. 양방적으로 보면 포도당이 젖산이 되었다가 다시 또 젖당으로 환원이 되어야 하는데 그게 매우 잘 이루어지는 사람인 거다. 에너지 효율이 좋은 사람이라고 할 수 있다.

여성들의 기초대사량 보면 1,000~1,300Kcal정도밖에 안 된다. 운동을 많이 한 남성들이 1,600~1,800Kcal 정도이다. 평소에 운동이 잘 된 사람은 기초대사량이 높다. 기초대사량은 말 그대로 몸의 대사능력으로, 활동을 하지 않고 가만히만 있어도 쓰이는 기본 에너지를 말한다. 기초대사량이 높다는 건 그만큼 근육의 비율이 높다는 의미가 된다. 운동을 많이 하게 되면 기초대사량이 좋아져서 조금만 운동을 해도 칼로리 소비량은 높다. 대부분의 사람들은 몸의 순환이 잘 안 되는 상태에서 운동을 하면서 근력운동부터 한다. 한의학적으로 순환이 잘 되는 사람은 굳이 근력운동을 하지 않아도 된다. 그런 사람들은 몸이 더 아프게 된다.

몸의 순환 상태가 안 좋은 사람은 처음에 유산소운동부터 해줘야 한다. 빠르게 걷기 정도부터 시작해서 몸의 순환이 잘 되게 유산소운동을 두 달이든 석 달이든 충분히 하고 난 다음에 근력운동과 병행을 해줘야 몸매도 예뻐지고 근력도 생긴다.

한의원에 피겨스케이트나 리듬체조를 하는 사람들이 오곤 하는데 공통점은 몸에 순환이 잘 안 된다는 거다. 가장 큰 이유는 음식 때문이다. 연습을 하면서 에너지를 워낙 많이 쓰니까 힘이 부족해지고, 그럴 때 단걸 먹으면 잠깐 기분이 좋아지니까 간식으로 바나나를 자주 먹는다. 주스도 자주 마신다. 이런 것들은 살이 찌지 않으니까 큰 부담 없이 먹는다. 그런데 문제는 이게 열독이 된다는 것이다. 나아가서 순환장애를 일으키게 된다.

그러다 보니 이런 스포츠 선수들은 대부분 허리도 안 좋고, 무릎 관절도 안 좋고, 속도 안 좋고, 가스도 많이 차고 하는 증상들을 가지고 있다. 이런 환자들의 치료 역시 노폐물을 없애주는 데에 초점을 맞추어야 한다. 머리가 아프다고 두통 치료에 매달리고, 눈이 아프다고 눈 치료에만 매달리면 안 된다.

기체증 치료에서 유산소운동의 효과는 매우 좋다. 하지만 근력운동은 좋지 않을 수도 있다. 기체증이 있는 사람이 몸을 건강하게 한다고 근력운동을 심하게 하면 몸에 문제가 생길 수밖에 없다. 근력운동을 하면서 근육을 쓰게 될 때 몸에 굉장히 많은 열을 만들어내기 때문이다. 기체증은 몸에 열독이 생겨 순환이 안 되는 건데 거기에다 열을 또 만들어주니 몸이 더 나빠진다. 그래서 등산이 모든 사람들에게 다 좋을 수는 없다.

등산을 하면 근육을 많이 쓰게 된다. 갔다 와서 다음날 일어났을 때 몸이 약간 뻐근한 정도만 있다면 몸의 순환 상태가 좋은 사람이다. 그런 사람은 유산소운동을 굳이 하지 않아도 된다. 그런데 허벅지도 아프고 종아리도 아프고 온 몸 여기저기 안 아픈 곳이 없을 정도로 표시가 나는 사람이 있다. 등산 다음날만 아픈 게 아니라 2~3일 이상 끙끙 앓는 사람들이 있다. 그만큼 순환 상태가 나쁜 것이다. 그런 사람들은 근력운동을 할 게 아니라 일단 유산소운동만 해야 한다. 그것도 다음날 아플 정도로 무리하게 하면 안 된다.

빠르게 걷기 정도부터 시작하는 게 가장 좋다. 충분히 유산소운동을 한 달 정도 하게 되면 몸이 바뀌면서 순환이 된다. 그때는 두 달 정도는 유산소운동과 근력운동을 병행해준다. 이때 굉장히 중요한 건 운동 순서이다. 한 시간을 기준으로 했을 때. 유산소운동을 20분 먼저하고 그 다음에 무산소운동 20분, 그리고 유산소운동 다시 20분하고 끝내야 한다. 이런 패턴으로 운동을 해주면 몸에 무리가 가지 않으면서 충분한 운동효과를 얻을 수 있다.

이런 패턴으로 3개월 정도 한 다음에는 순서를 바꾸어 준다. 근력운동을 먼저 하고 유산소운동을 중간에 해준다. 빠르게 걷기를 하든지 가볍게 뛰든지 하는 운동을 하고 나서는 무산소운동을 20분 더 해주고 끝낸다. 그러고 나면 몸이 살짝 뻐근하면서도 기분이 좋고 상쾌하기까지 하다. 그 이후로는 유산소운동 20분, 근력운동 40분, 유산소운동 10분 이렇게 하면 된다. 5개월 정도 지나게 되면 유산소운동과 무산소운동을 섞어가면서 자연스럽게 조절하면 된다.

운동은 정서적 안정도 가져 온다

효과적으로 근력운동을 하는 방법은 한 동작이나 한 근력운동만 반복하지 않고 골고루 돌아가면서 해주는 것이다. 그리고 천천히 하는 것이다. 근력운동을 시작하면서 당장 힘을 키우고 싶어서 단계 없이 무거운 것부터 들어 올리는 운동을 하는 건 근육에 매우 좋지 않다. 처음에 할 때엔 전혀 무겁지 않아도 된다. 무게를 달아 드는 운동이나 기계를 움직이는 운동이나 턱걸이나 천천히 한다. 그래야 근육이 예쁘게 만들어지고 근력이 빨리 생긴다.

실제로 근육운동을 많이 하게 되면 근육이 찢어진다. 그게 회복되는데 이틀 걸린다. 그래서 한번 한 근육 운동은 그 부위는 이틀 정도 쉬게 하는 게 좋다. 그런데 매일 찢어져도 상관없는 근육이 있다. 복근이다. 복근운동은 매일 해도 된다. 하지만 복근운동도 최대한 천천히 내려갔다 천천히 올라오는 게 더 효과적이다. 개수를 늘리려고 안간힘을 쓸 필요가 없다. 언젠가 한 TV 프로그램에서 76살 된 할아버지가 나와서 윗몸일으키기를 하는데 1초에 한 번 할 정도로 빠른 속도로 기계처럼 윗몸일으키기를 하는 모습이 나온 적이 있다. 물론 그것도 운동은 된다. 하지만 진짜 천천히 속도를 유지하면서 운동을 해주었더라면 몸이 훨씬 더 좋아졌을 게 분명하다.

몸에 무리를 주지 않으면서 효과를 주는 근력운동 중에 고무밴드를 이용한 운동이 있다. 다리로 고무밴드를 지탱하고서 밴드의 양쪽을 손으로 힘껏 끌어당겼다가 천천히 풀어주는 동작을 반복하게 되면 엄청난 운동 효과가 있다. 근력도 훨씬 더 빨리 발달된다. 운동을 해서 몸의 일정 컨디션이 유지되고 있으면 웬만한 스트레스에도 잘 견딘다. 정신적으로나 신체적으로 강한 충격이 왔을 때에도 이겨내는 힘이 강하다.

그런데 몸 상태가 일정 수준 도달되어 있지 않기 때문에 작은 일에도 상처를 받고 쉽게 좌절하고, 책을 조금만 많이 봐도 눈이 아프고 하는 것이다. 아이들의 경우는 그래서 음식이 더 중요하다. 유지방이 든 식품을 가급적 먹지 않으면서 필수지방산을 충분히 공급하게 되면 눈이 점점 좋아진다. 아이들은 성인 직전까지 안구가 계속 자란다. 눈의 사이즈가 커진다는 것이다. 그래서 스무 살이 될 때까지 음식 섭취에 각별히 신경을 써야 한다. 그때 필수지방산이 부족하면 눈에도 나쁜 영향을 준다. 반대로 이 시기에 필수지방산을 많이 먹게 되면 시력이 좋아지게 된다.

특히 아이들은 10세~14세가 시력 형성에 매우 중요한 시기이다. 눈(시력)은 뇌를 통해서 혈액 공급을 받는다. 뇌에서 혈액 순환이 원활하게 이루어지지 않으면 눈의 혈액 순환도 나빠지면서 기력이 저하된다. 결국 시력이 나빠지는 것도 크게는 기체증에서 오는 것이다. 그러므로 약 처방을 통해 오장육부의 균형이 이루어지도록 해줘야 한다. 그러나 약만 가지고선 한계가 있다. 음식 관리와 함께 충분한 운동을 해서 몸의 순환을 좋게 해줘야 한다.

태어나서부터, 애들이 기체증이 안 오게 순환이 잘될 수 있게 키우는 거는 어려서부터 음식 관리를 잘하고 운동을 하는 거다. 아이들의 순환이 잘되어야 두뇌 활동도 좋아진다. 기체증이 있는 아이들은 건강만 나쁜 게 아니다. 이해력도 부족하고 기억력도 나쁘다. 당연히 성적이 좋을 리 없다. 그런데 몸의 순환이 좋아져서 기체증이 해결되면 갑자기 성적이 쑥 오르는 걸 보게 된다. 순환이 좋아지면 뇌의 순환도 따라 좋아지기 때문에 집중력도 좋아지고 이해력도 좋아져서이다.

요즘 아이들은 ADHD나 공황장애, 우울증 등 소아정신과적 증상들이 많다. 그런 아이들에게 양약을 먹이면서 얌전히 앉아 있게만 하면 절대로 개선되지 않는다. 선진국에서는 그런 아이들에게 마음껏 뛰어놀게 한다. 지도교사와 함께 선생님하고 산에 오르락내리락 하고 짚 같은 곳에서 계속 구르면서 활동적으로 움직이게 해준다. 그렇게 한 달 정도만 하고 나면 양약을 끊을 정도로 아이들 증상이 좋아진다. 아이들은 아직 몸 상태가 완성된 게 아니라서 운동 효과도 빠르게 나타난다.

최근의 새로운 연구 결과들에 의하면, ADHD 아이들에게 운동요법이 과잉행동과 주의력결핍을 조절하는데 약보다 더 효과적인 것으로 나타났다. ADHD 과잉행동과 충동성은 뇌의 결핍으로 인한 것이 아니라 뇌의 발달 지연의 문제이기 때문에 운동을 통해서 뇌의 기능을 활성화시키면 신경전달물질이 왕성하게 분비되면서 ADHD 치료에 훨씬 좋다는 것이다.

아이들은 열심히 뛰기만 해도 몸이 좋아진다. 달리기 같은 운동은 엔도르핀 호르몬을 분비시켜서 뇌를 안정시키고 근육 통증을 완화시켜 주기 때문이다. 그리고 운동이나 즐거운 놀이를 할 때 분비되는 뇌의 신경전달물질은 아이들의 집중력과 주의력을 높여 준다. 이때 노폐물을 유발하지 않는 음식물을 먹여 기체증이 생기지 않도록 하는 것이 관건이다.

아이들의 근육이나 인대 쪽에는 기체증이 거의 없다. 그래서 아이들이 하루 종일 뛰어놀고도 병이 나지 않는 거다. 그러다가 열여섯 살이 넘어가면서 근육이나 인대 쪽에 기체증이 생기게 된다. 성장통이 있는 아이들도 있다. 다리가 아프다고 하는 아이들도 있다. 그 동안 음식 섭취를 잘하지 못했기 때문에 기체증이 온 것이다. 자라면서 먹는 칼로리가 점점 많아지고 군것질을 하게 되면서 몸에 해로운 성분들이 축적되어 증상이 나타나는 거다.

요즘 아이들은 장시간 같은 자세로 TV나 컴퓨터를 들여다보고 핸드폰과 같은 디지털 기기에 매달려 있는 시간이 많기 때문에 운동량이 매우 부족하다. 그러다 보니 일찍부터 어깨나 목 뒤의 근육이 뭉치거나 허리 통증이 나타나곤 한다. 특히 충분한 운동이 이루어지지 않은 상태에서 나쁜 자세로 오래 컴퓨터 게임을 하게 되면 디스크나 척추측만증으로 발전할 수 있다. 성장판을 자극해 주는 운동이 빈번하게 이루어지지 않음으로 해서 성장장애를 겪기도 하고, 골밀도가 낮아져 뼈가 부실해 조금만 부딪쳐도 큰 골절을 입게 된다. 아이들뿐만 아니라 어른들도 꾸준한 운동을 해서 질병을 이길 수 있는 힘을 기르는 것이 필요하다.

# 알고 먹어야 약이 되는 산삼, 인삼, 홍삼

잘못 먹으면 삼(蔘)도 독이 된다

산삼, 인삼, 홍삼은 모두 성질이 뜨겁고 맛은 약간 쓰며 단맛이 강하다. 이런 특성을 가진 이유로 비장과 위장이 허약한 사람에게 잘 맞는다. 그러나 몸에 열이 많은 사람에게 독이 될 수도 있고 장기 복용을 하게 될 경우 여러 부작용을 오게 된다. 특히 성질이 뜨겁기 때문에 잘못 먹으면 뇌동맥이 커지는 작용이 있어서 뇌출혈을 일으키는 등의 뇌혈관 질환을 초래할 수 있다. 무조건 좋은 것도 아니고 무조건 나쁜 것도 아닌 만큼 정확하게 알고 복용해야 한다.

산삼의 종류는 크게 천종삼(天種蔘), 지종삼(地種蔘), 장뇌삼(長腦蔘)으로 나눈다. 천종삼은 '하늘에서 내려준 종자삼'이라는 뜻으로, 해발 800미터 이상에서만 발견되는 100년 이상 된 산삼을 말한다. 지종삼은 천종삼의 씨앗을 산짐승이나 새 등이 먹고 배설을 통해 옮긴 것을 말하며, 해발 600미터 이상에서 자생한 산삼으로 100년 미만의 것을 말한다. 그런데 최근에

144

는 천종과 지종을 구분하지 않고 모두 산삼이라고 한다. 장뇌삼은 재배삼의 종자를 야산이나 깊은 산에서 재배한 것으로, 보통 15~30년 정도 지난 후에 채취한 것이다. 약효 면에서 산삼과는 비교가 되지 않지만 일반인들은 구별하기가 어렵다.

천종삼의 조건은, 전혀 사람의 손이 닿지 않았어야 하고 반드시 북향에 있는 능선에서 찾은 것이라야 한다. 남쪽이나 동쪽, 서쪽에서 캔 삼은 천종삼이 아니다. 그리고 천종삼 옆에는 반드시 잣나무가 있어야 한다. 어떤 사람이 조상님 제사 모시러 갔다가 산수유 옆에서 산삼 스무 뿌리를 캤다고 하면서 TV에 나오곤 하는데 그런 경우 대개는 가짜라고 봐야 한다.

"산삼을 산소에서 캤어요." "등산로 가다가 보니까 산삼이 보여서 캤어요." 이런 일은 있을 수 없다. 설혹 그런 산삼이 있다면 30년 된 더덕만도 못하다. 산삼이 자라는 주변 반경 1미터에는 나무가 자라질 못한다. 산삼은 한의학적으로 양기가 굉장히 많은 식물 중 하나이다. 깊은 산의 북향에 눈이 내리면 깊은 곳은 4월까지 눈이 녹지를 않고 남아 있다. 그런데 그런 곳에 산삼이 있을 경우 그 땅 주변은 땅이 녹아 있다. 그리고 주변으로는 속이 투명하게 다 들여다보이는 백사가 있다. 산삼을 갉아먹고 뱀이 백사가 되는 것이다. 그래서 심마니들이 산삼을 찾기 위해 주변에 백사가 있는지를 먼저 살핀다.

천종삼을 알아보는 데에는 뇌두도 중요하다. 산삼의 뇌두는 1년, 2년, 3년 분명하게 구분할 수 없을 만큼 울퉁불퉁하다. 그리고 천종삼의 잔뿌리는 매우 발달되어 있어서 거의 10~20cm씩 된다. 땅속 깊이 뿌리를 내리고 들어가 있기 때문에 잔뿌리가 발달되어 있다. 따라서 천종삼의 특징은, 뇌두가 불규칙하고 잔뿌리가 20cm 이상이며 높은 산의 북향에 있는 잣나무 주변에서 캔 것이라야 한다는 것이다.

산삼의 신묘한 효능은 일일이 다 소개할 수도 없을 정도이다. 미국에서 변호사를 하는 사람이 있었는데 만성골수백혈병에 걸려서 병원에서도 오래 못 산다는 선고를 내렸다. 그래서 실의에 빠져 살다 혹시나 하는 마음에 마지막으로 한국에서 천종삼을 구해 먹었다. 깨끗하게 씻어서 생으로 조금씩 다 씹어 먹고 나선 이틀밤을 정신없이 잤다고 한다. 그리고 자고 일어나니 몸이 날아갈 듯이 가벼워지더니 검사를 해도 병이 다 나았다는 것이다. 실제 있었던 이야기이다.

산삼은 보기(補氣)약의 대표적인 약물로, 원기를 보충하고 비위의 기능을 좋게 해주고, 진액을 보충해줌으로써 면역력을 향상시켜 준다. 그래서 허약 체질이나 만성 질병에 시달리는 사람, 병을 앓고 난 사람 등에 매우 좋은 효과를 보인다. 하지만 간이나 심장에 열이 많은 사람은 피하는 것이 좋다.

그러면 인삼은 어떨까? 흔히 인삼을 건삼(乾蔘)으로 많이 쓴다. 중요한 건 건삼은 단독으로는 쓸 수가 없다는 사실이다. 건삼은 요리할 때의 파, 마늘처럼 다른 것과 조합을 해서 효과를 살릴 수 있다. 반면에 수삼(水蔘)은 한 가지만으로도 잘 살려서 쓸 수 있다. 수삼을 깨끗하게 씻어서 생식으로 먹어도 좋다. 한 번 먹을 때 반 뿌리 정도가 좋은데 이때 단것과 함께 먹어야 효과가 배가 된다. 그래서 수삼 파는 곳에 가면 꿀과 다른 걸 함께 주는 것이다. 수삼을 꿀과 먹으면 50% 정도의 효능이 있고, 과일과 같이 먹을 때 효과가 좋고 특히 배와 먹으면 가장 좋다.

홍삼, 장기 복용하면 여러 부작용이 있다

홍삼은 요즘 만병통치약처럼 사람들이 먹고 있는 대표적인 건강식품이다. 대부분의 가정에서는 홍삼 관련 식품을 하나 이상씩 먹고 있고, 어떤 집에서는 십여 년 이상씩 장복을 하기도 한다. 이렇게 홍삼을 장기 복용하는 건 좋지 않다. 3주 이상 먹으면 안 좋은 증상들이 나타난다. 이런 주의를 환자들에게 해줘도 잘 믿으려 하지 않는다. 홍삼은 전혀 부작용이 없고, 남녀노소 누구에게든 잘 받는다는 홍삼 맹신론이 퍼져 있기 때문이다.

홍삼을 장기적으로 먹으면 나타나는 부작용 중 가장 큰 것이 순환장애이다. 어느 한 손가락이 순환이 안 되면서 저린 느낌이 있거나 아니면 손목이 움직일 때 약간 불편하다. 그러면 이미 홍삼을 많이 먹어서 몸이 사인을 보내는 경우일 수 있다. 그리고 이상이 없던 손바닥이 갑자기 빨개지기 시작했다 하면 그때에도 홍삼을 그만 먹어야 한다. 평소에 비염이 없다가 홍삼을 많이 먹다 보면 코가 막히는 증상이 생기기도 한다. 자면서 전에 없이 코를 심하게 골면 증상이 나타나기 시작했다는 증거이다. 재채기를 자주 하기도 한다. 홍삼을 먹으면서 코가 예민해지면서 일어나는 증상이다.

홍삼을 장기 복용하면 그 다음 나타날 수 있는 안 좋은 증상이 소화기 쪽에 문제를 일으키는 것이다. 대표적인 것이 속쓰림, 더부룩하고 가스 차는 증상이다. 그리고 우측하고 좌측 늑골에 통증을 느끼는 사람들이 있다. 그 다음 홍삼의 부작용이 발바닥에 열이 난다는 것이다. 사람들 중에는 자기가 평소 발이 차가웠는데 홍삼을 먹고 뜨거워졌다고 좋아하는 사람들이 있다. 몸에 순환이 잘 되어서 따뜻해졌다고 생각하기 때문이다. 그런데 반대로 발이 매우 차가워지는 사람들이 있다. 두 경우 모두 홍삼을 오래 먹어 나타나는 부작용이다.

두 달 이상 홍삼을 장기 복용했는데도 앞의 이런 증상들이 전혀 나타나지 않았다고 안심할 일은 아니다. 그런 사람은 병원에 가서 혈액검사를 하는 게 좋다. 갑상선 검사와 콩팥 검사를 해줘야 한다. 평소 규칙적으로 운동도 하고 음식도 잘 가려 먹는 환자가 있었다. 그런데 갑자기 통풍이 왔다. 환자가 하는 말이, 그 동안 건강관리를 얼마나 잘하며 살았는데 통풍이 오다니 이상하다는 것이었다. 그래서 혹시 홍삼을 먹었느냐고 물으니 무려 8개월이나 복용을 했다고 한다. 그래서 홍삼 때문이라고 했더니 믿지를 않는다. 홍삼은 누구에게나 다 잘 맞는 거라고 하던데 말이 되느냐는 거였다.

그래서 앞에 나열한 여러 증상들 중 나타난 증상이 없었느냐고 하니 두 가지 이상 증상이 있었는데 계속 먹었다고 한다. 홍삼이 계속 들어오니 몸에서 이상 신호를 보낸 건데도 무시하고 계속 먹었기 때문에 증상이 심해진 거였다. 당장 홍삼부터 끊도록 하고 치료를 하니 좋아졌다.

홍삼의 약리 반응은 식도에 가장 많은 영향을 미친다. 식도는 일종의 센서이다. 안테나와 같은 역할을 한다. 어떤 음식물이 우리 몸에 들어 올 때 그것에 관한 정보를 리딩하는 게 식도이다. 그런데 홍삼은 이 식도의 기능을 뚝 떨어뜨린다. 리딩을 못하게 하는 것이다. 그 다음 홍삼은 췌장의 외분비, 소화액 분비 기능을 떨어뜨린다. 그리고 담즙 분비량도 떨어뜨린다. 그러면서 여러 부작용 혹은 증상으로 나타나는 것이다.

그 외에도 홍삼의 부작용으로 혈압 상승과 불면증이 나타날 수 있다. 인체의 기운을 끌어올려주고 인체기능을 활성화시켜 주는 효과를 가지고 있기 때문에 부작용도 그만큼 많다. 부모들이 아이들의 학습 효과를 높이기 위해 많이 먹이고 있는데 아이들에게 먹이는 건 더 주의가 필요하다. 아이들과 청소년이 장기간 복용할 경우 인체 기능이 전반적으로 과도하게 활성화되면서 불면과 불안감 등의 부작용이 따르고, 어린아이들은 열로 인한 질병에 취약한 부분이 많은데 이런 아이들에게 열성을 가진 홍삼을 장기간 복용하게 하는 건 매우 위험한 결과를 초래할 수 있다.

홍삼을 원액으로 한 경우엔 이런 부작용이 빨리 나타나고 홍삼이 주재료가 되어 다른 것들과 혼합해서 만들어진 홍삼식품의 경우에는 그보단 더

디게 나타나지만 장기 복용을 하면 결국 부작용이 오게 된다. 홍삼뿐 아니라 녹용에 대해서도 많은 사람들이 오해하고 있는 부분이 많다. 홍삼이나 녹용을 건강식품으로 생각해 상습적으로 장기 복용하게 될 경우 부작용이 나타날 수 있다는 사실은 국내외 여러 연구와 논문을 통해 밝혀진 바 있다. 이런 성분들이 함유된 제품을 한의사와 상담 없이 먹다가 평소 갖고 있던 질병을 악화시킬 수도 있고 다른 문제를 초래할 수도 있다.

외국의 경우 홍삼에 대해 엄격한 규정을 가지고 있다. 미국의 경우 허브제품협회에서는 하루 2g 이상을 복용하지 않도록 가이드라인을 정해 놓고 있으며, 가정의학과 의사들도 홍삼과 인삼을 건강식품으로 먹을 경우 하루 2g 이상을 복용하지 못하도록 권장하고 있다. 유럽연합식품안전위원회(EFSA)에서도 홍삼과 인삼을 하루 2g 이상의 복용을 제한하고 있다.

한국에서는 홍삼 판매업자들의 과장 광고에 현혹되어 홍삼에 대한 잘못된 정보를 갖고 있다. 이런 사실을 경고하기 위해 참의료실천연합회에서는 홍삼이 함유된 건강식품을 먹을 때 '반드시 전문가와의 상담을 요하는 주의군'을 발표하였다.

▶ 한의사와 상담을 요하는 홍삼 함유 건강식품 복용 7대 주의군

1. 심혈관 및 뇌혈관계 질환이 있는 사람 또는 기왕력(과거에 병을 앓았던 적)이 있는 사람 ; 홍삼은 혈압 조절 기능에 영향을 미치기 때문에 위에 해당하는 경우 함부로 먹어서는 안 된다.

2. 평소 전신 또는 특정 부위에 열감을 많이 느끼는 사람 ; 인삼과 달리 홍삼의 경우 열이 많은 사람이 먹어도 괜찮다는 말이 있지만 이것은 잘못 알려진 것이다. 홍삼과 인삼의 주요 성분은 큰 차이가 없으며 홍삼이 인삼보다 특정 성분의 추출량이 더 많을 뿐이다. 결국 열을 내는 성질은 똑같기

때문에 평소 열감을 느끼는 사람의 경우 주의해야 한다.

3. 가슴이 답답하거나 불안, 초조, 불면 등의 증상이 있었거나 현재 있는 사람 ; 홍삼을 복용하면 위의 증상이 더 악화될 소지가 있으므로 주의해야 한다.

4. 성호르몬이 직간접적으로 관계된 질환이 있는 사람 또는 기왕력이 있는 사람 ; 홍삼의 유사 에스트로겐 효과는 이미 알려져 있다. 이를 통해 부인과 질환에는 도움이 되는 경우도 있지만 적절하게 투여되지 못할 경우엔 오히려 관련 질환이 발생하거나 악화될 수 있다.

5. 임산부, 모유 수유 중인 산모 ; 임산부와 모유 수유 중인 산모는 약리 작용에 더욱 민감한 시기이기 때문에 자칫 홍삼 부작용이 더욱 심하게 발생할 수 있다. 또한 임산부의 경우 홍삼의 복용이 태아에게, 모유 수유에 영향을 줄 수 있으므로 꼭 필요한 경우에 한해 전문가의 진찰을 받아 약으로써 투여되어야 한다.

6. 영유아, 노인, 수술을 받은 직후 등 신체가 상대적으로 약한 사람 ; 어린이와 노약자의 경우 성인보다 적은 용량에도 민감하기 때문에 부작용을 발생시킬 위험이 높다. 특히 어린이의 경우 열이 많아서 발생하는 부작용 증상들이 많은데 홍삼을 복용할 경우 이를 더 악화시킬 수 있다. 또한 수술을 받은 직후 등 신체가 상대적으로 약한 자가 기력을 보충한다고 함부로 복용할 경우 체질에 따라 오히려 회복을 방해할 수 있다.

7. 현재 복용하는 건강식품이 있거나 처방을 받아 한약 또는 양약을 복용하고 있는 사람 ; 한약 또는 양약 등 의약품을 복용 중인 경우에는 홍삼뿐 아니라 모든 건강식품 복용 전에 해당 전문가(한의사, 양의사)를 찾아 상담 후 복용해야 한다. 기존에 복용 중인 건강식품이 있는 경우에는 전문가를 찾아서 상담한 후 병행복용 또는 단독 복용해야 한다.

▶ 그 외 건강기능식품들

어느 집이나 건강식품 한두 개쯤은 있다. 건강식품의 효능을 맹신하는 사람들은 수십 종류의 건강식품을 갖춰 놓고 한꺼번에 여러 종류를 먹기도 한다. 사람들은 건강식품이 약이 아니라 식품에 해당하니 많이 먹어도 부작용이 없을 거라고 생각해서 종류나 양에 구애받지 않고 먹는다. 그러나 건강식품도 잘못 먹으면 오히려 몸의 조화를 깨뜨릴 수 있으므로 자신에게 맞는 종류를 선택해 필요한 양만 먹어야 한다.

가령 항산화제는 항산화 작용을 가진 물질을 강화해 만든 식품이다. 그런데 함유량이 하루 요구량보다 많게 나온 것들도 있다. 토코페롤은 과용하면 심혈관계 질환과 전립선암 등 일부 암 발생위험이 증가하기 때문에 많은 양을 복용하면 안 된다. 베타카로틴의 경우도 과다 복용하게 되면 폐암 발병 위험이 커진다. 비타민A를 과다 복용하면 골다공증에 의한 골절과 소화기암 발병 위험이 높아질 수 있다는 연구 결과도 있다. 카페인이 함유된 피로회복제나 드링크는 다른 약의 효과를 방해하거나 부작용을 초래할 수 있다.

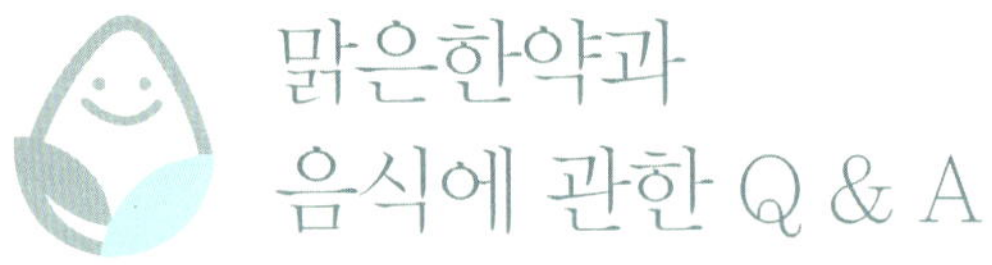

맑은한약과 음식에 관한 Q & A

Q. 갓 태어난 아기에게 한약을 먹여도 될까요?

A. 갓 태어난 아기가 아프면 이러지도 저러지도 못하고 부모는 애를 태울 수밖에 없습니다. 맑은한약은 질병 치료를 위해 만들어진 한약이면서도 신생아가 복용하여도 매우 안전한 한약입니다. 맑은한약에 분유를 타서 주거나, 모유와 섞어서 주면 아이가 잘 먹습니다. 맑은한약은 쓴맛이 없기 때문에 아이들이 먹기에 전혀 부담이 없습니다.

Q. 임신 중에 맑은한약을 먹어도 될까요?

A. 맑은한약은 마시는 물 수준의 객관적인 안정성이 입증된 한약입니다. 임신 초기부터 출산 후까지 지속적으로 복용하여도 안전합니다. 입덧, 감기, 우울증 등 임신 중에 나타나는 각종 증상들은 엄마를 힘들게 합니다. 적절한 치료약을 복용하지 못하고 간혹 상태가 악화되는 경우도 있습니다. 맑은한약은 임신 중에 나타나는 각종 증상을 치료하면서 엄마가 건강한 아

이를 출산할 수 있도록 도와줍니다.

Q. 한약을 먹으면 간이 나빠진다는 말이 맞나요?

A. 맑은한약은 제형의 공정 자체로 유해물질까지 걸러내고 있으므로 농약 및 각종 불순물로부터 100% 안전합니다. 또한 마시는 물 수준의 안정성을 입증하였습니다. 따라서 맑은한약은 마시는 물과 같이 꾸준히 복용하는 것이 가능합니다. 아무리 긴 기간 꾸준히 복용하여도 중금속이나 유해물질로부터 안전합니다.

Q. 과일은 많이 먹을수록 좋은가요?

A. 과일에는 비타민이 풍부하기 때문에 많이 먹을수록 좋을 거라고 생각하는 사람들이 많습니다. 하지만 과일에 들어 있는 비타민의 경우, 소화되는 과정에서 위산을 만나 거의 대부분 파괴되고 흡수되지 않습니다. 과일에는 필수지방산과 단백질이 부족한데, 아이가 과일의 단맛에만 길들여지면 성장에 필수적인 영양소들을 먹지 않을 수 있습니다.

과일의 과당은 탄수화물의 일종으로 순수한 과당의 감미도(甘味度)는 설탕이나 꿀의 1.7배나 됩니다. 과당은 위산 분비를 촉진시키므로 과일을 많이 먹었을 경우 속쓰림을 유발할 수 있습니다. 과당은 포도당에 비해 장에서의 흡수율이 낮아 많이 섭취했을 경우 장내 삼투압을 높여 설사를 유발하기도 합니다. 또한 흡수되지 않고 대장까지 내려간 과당은 장내 세균에 의해 발효되는데, 이 때문에 복통이나 설사를 유발할 수 있습니다.

식후 후식으로 과일을 먹게 되면 과일을 먹지 않았을 때보다 혈당이 더 급격하게 상승합니다. 이렇게 혈당이 급격하게 상승하면 우리 몸은 기타 몸에 필수적인 다른 영양 성분을 흡수하지 않으려고 합니다. 그리고 급격히 높아진 혈당을 낮추기 위해 췌장에서의 인슐린 분비가 더욱 증가하는데, 이는 장기적으로 췌장에 스트레스를 주어 당뇨병의 발병 확률을 높이게 됩니다. 이런 과도한 인슐린의 분비는 다시 혈당의 급격한 저하를 유발하고, 이때 순간적인 저혈당 구간이 나타나는데, 이로 인해 무기력감, 피곤함, 나른한 증상 등이 나타납니다. 따라서 다음 식사 때까지 참지 못하고 간식을 먹게 되는 악순환이 생깁니다.

또한 과당은 포도당과는 달리 우리 몸 대부분의 세포에서 직접적으로 에너지원으로 쓸 수 없습니다. 대신 흡수된 과당은 간으로 이동하여 대사과정을 거칩니다. 이 때, 과도한 과당의 섭취는 혈중 콜레스테롤과 중성지방의 상승을 유발하며, 인슐린 저항성과 복부 비만, 그리고 궁극적으로 대사증후군을 야기하게 됩니다.

Q. 요즘은 건강을 위해 채식이 유행입니다. 육식은 정말 건강에 안 좋은가요?

A. 육류를 먹으면 살이 찌고 건강에도 안 좋다고 생각하는 사람들이 많습니다. 육류의 지방이라고 해서 다 나쁜 건 아닙니다. 지방에는 포화지방과 불포화지방이 있는데 포화지방은 단단한 지방으로 체내에 들어오면 끈적끈적해져서 혈행을 느리게 하고 고지혈증 등 각종 심혈관계에 문제를 일으킵니다. 또한 포화지방은 탄수화물을 만나면서 비만을 유발하기도 합니다. 하지만 불포화지방 중 필수지방산은 세포의 구성과 건강 유지를 위해 꼭 필요하지만 몸속에서 합성되지 않으므로 반드시 음식을 통해서 섭취해야 합니다. 그러므로 필수지방산은 부족해지기 쉬운 영양소이지만 요즘 저지방식이의 열풍을 타고 그 중요성을 인식하지 못하고 있습니다.

오리와 돼지고기를 보면 포화지방보다 불포화지방산이 더 많기 때문에 이들 고기에 있는 포화지방은 문제가 되지 않으며, 또한 훌륭한 단백질 공급원이 되기 때문에 충분히 섭취하는 것이 좋습니다. 다만 포화지방이 불포화지방보다 많은 육류는 제한한적으로 섭취하는 것이 좋습니다. 지방을 흔히 비만의 주범으로 알고 있는데 지방은 탄수화물이 있어야 지방세포에 저장될 수 있으며, 탄수화물이 없으면 지방은 도리어 분해가 잘 됩니다. 또한 탄수화물은 에너지로 쓰고 남은 부분을 지방으로 저장하는 기전이 있어서 탄수화물은 체내 노폐물로 쌓이며 비만을 일으킬 수 있습니다. 그러므로 비만의 주범은 지방이 아닌 탄수화물로 보는 것이 맞습니다. 간혹 탄수화물을 많이 먹어도 살이 찌지 않는 체질이 있는데 이는 인슐린이라는 호르몬에 반응하는 것이 일반인과 다른 경우입니다. 이런 경우를 제외하고 지방을 먹지 않았는데도 탄수화물을 많이 먹어서 비만이나 고지혈증에 이르는 경우가 종종 있습니다.

Q. 현미가 몸에 좋다는데 모두에게 다 맞는 건가요?

A. 최근 건강식으로 현미밥을 드시는 분들이 많습니다. 현미란 일반 쌀의 도정을 적게 하여 쌀겨 층과 배(胚) 부분을 남겨 놓은 것으로, 백미보다 영양학적으로 비타민 B군, 식이섬유, 기타 여러 무기질 등이 풍부하고 단백질과 지방도 상대적으로 백미보다 많습니다. 또한 GI(혈당 지수)가 백미보다 낮은데, 이는 현미에 식이섬유가 풍부하여 위장관에서 소화되는 시간이 길어져 우리 몸에 탄수화물이 천천히 흡수되기 때문입니다. 따라서 췌장에서의 인슐린 분비를 서서히 증가시키는 장점이 있습니다. 하지만 현미밥은 엄밀히 말한다면 잡곡밥이라 말할 수 없습니다.

잡곡밥의 원래 의미는 쌀밥만으로는 부족한 다른 영양분을 보충하는 데 있습니다. 쌀밥은 기본적으로 고탄수화물이므로 밥 위주의 식사로는 부족해지기 쉬운 단백질이나 지방과 같은 다른 영양분을 보충하는 데 그 의미가 있습니다. 따라서 가장 이상적인 잡곡밥은 쌀에 단백질이 풍부한 콩과 필수지방산이 풍부한 견과류를 섞어 만드는 것입니다.

현미밥의 가장 큰 단점은 바로 소화 흡수가 잘 안 된다는 데 있습니다. 아무리 현미에 좋은 영양소가 많다 하더라도, 그것들이 우리 몸에서 제대로 소화되고 흡수되지 못한다면 아무 의미가 없습니다. 또한 현미밥을 만들 때 보통 압력솥을 이용하는데, 이 과정에서 비타민의 파괴가 많이 일어나기도 합니다.

Q. 등푸른생선이 몸에 좋다는데 어떻게 먹어야 할까요?

A. 생선에는 몸에 좋은 필수지방산인 오메가3, 6, 9과 DHA 등이 많이 포함되어 있습니다. 두뇌 발달에 좋다는 오메가3가 생선기름에 많이 있다고 알려지면서 수험생이나 성장기 어린이의 식단에 필수적으로 들어가는 것이 등푸른생선입니다. 그런데 필수지방산인 오메가3는 열에 굉장히 약합니다. 변성된 지방이나 단백질은 소화기에서부터 벌써 신호가 옵니다. 소화가 잘 안 되고 가스가 차고 설사가 나거나 심한 경우 두드러기까지 나게 됩니다. 간혹 흰살 생선보다 유독 등푸른생선을 먹으면 소화가 안 되어서 트림이 잦거나 아토피가 심해지는 증상이 나타나게 됩니다.

오메가3 하면 등푸른생선인 고등어, 꽁치, 아지, 삼치, 정어리, 참치 등을 떠올리는데 이러한 몸에 좋다는 생선을 먹고 두드러기가 올라오거나 알레르기 반응이 나타나는 사람을 주변에서 어렵지 않게 볼 수 있습니다. 그래서 간혹 의사에게 등푸른생선을 먹지 말라고 처방받는 분들도 있습니다.

왜 그럴까요? 이것은 좋지 않은 요리법으로 요리를 하게 되면 몸에 해로운 물질이 생성되고 소화 기능이 좋지 않은 경우에는 이것을 처리하지 못해서 알레르기 반응을 유발하기 때문입니다. 따라서 흰살 생선보다 필수지 방산이 풍부한 등푸른생선을 가열해서 먹는 경우에는 그 조리법에 신경을 써야 합니다. 가열된 생선기름은 좋은 기름을 나쁜 기름으로 바꾸어서 먹는 결과이기 때문입니다.

3

맑은한약의
소아 치료 사례

기체증을 확실하게 치료하기 위해서는 기체증의 부위는 물론 원인과 단계에 맞는 적절한 치료가 필요하다. 아이엔여기에서는 유효성, 안전성, 편의성이 입증된 맑은한약인 중류기해탕을 기본으로 한 맞춤 처방과 통증이 전혀 없는 무통 레이저 침과 기해침법을 활용하고 있다. 이와 함께 재발 방지를 위해 음식 개선과 운동요법을 지도하고 있다. 질병의 근본적인 예방을 위해서는 기의 원천이 되는 음식의 바른 섭취와 운동을 통해 노폐물 축적을 방지하여 기체증이 생기지 않도록 하는 것이다.

기체증의 치료와 예방

　기체증을 확실하게 치료하기 위해서는 기체증의 부위는 물론 원인과 단계에 맞는 적절한 치료가 필요하다. 아이엔여기에서는 유효성, 안전성, 편의성이 입증된 맑은한약인 증류기해탕을 기본으로 한 맞춤 처방과 통증이 전혀 없는 무통 레이저 침과 기해침법을 활용하고 있다. 이와 함께 재발 방지를 위해 음식 개선과 운동요법을 지도하고 있다. 질병의 근본적인 예방을 위해서는 기의 원천이 되는 음식의 바른 섭취와 운동을 통해 노폐물 축적을 방지하여 기체증이 생기지 않도록 하는 것이다.

　여기에 소개되는 치료 사례들은 맑은한약으로 15년 넘게 연 평균 3만 명 이상의 환자들을 보면서 비교적 치료가 잘 된 사례들이다. 세상의 어떤 약도 만병통치가 될 수 없다. 맑은한약 또한 모든 질병을 다 해결할 수 있지는 않다. 그래서 하나의 증상을 개선하고 질병을 치료하기까지 늘 순조로운 것은 아니다. 하지만 힘들고 어려운 고비를 넘기면서도 결코 우리의 치료 기대를 완전히 저버리지 않는 맑은한약의 효과를 경험하면서 더욱 맑은한약의 치료 비전에 대하여 확고한 신념과 원칙을 확립할 수 있었다.

　이런 결과를 얻기까지에는 아이엔여기한의원 네트워크 원장님들의 소신 있는 진료가 있었기 때문에 가능한 것이었지만 무엇보다도 우리를 믿고 힘든 치료 과정을 잘 따라와 준 환자와 환자 가족들이 있었기에 맑은한약이 발전하고 인정받을 수 있었다. 이 기회를 빌려 감사하다는 인사를 드리고 싶다.

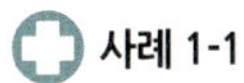 사례 1-1

중등도 비만이었던 12살 남자아이

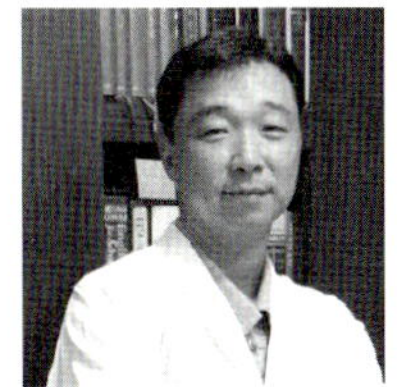

채기원

아이엔여기한의원 강남점 원장
경희대학교 한의과대학 졸업
경희대학교 한의과대학원 졸업(한의학 박사)
한방증류제형학회 회장
1997년부터 '맑은한약' 공동연구 및 개발
(전)도원아이한의원 네트워크 대표
(현)아이엔여기한의원 네트워크 공동대표

한 사내아이와 엄마가 함께 진료실로 들어섰다. 한눈에 보기에도 아이는 또래 아이들보다 훨씬 뚱뚱해 보였다. 그런데 아이 아빠도 비만하다 보니 상대적으로 아이의 비만에 대해 별로 심각성을 느끼지 못했다고 한다. 그러다가 아이가 6학년이 되어 체중이 4kg 이상 갑자기 증가하면서 여성형 유방증(여유증, Gynecomastia)이 의심될 정도로 왼쪽 가슴의 유선이 부풀고 멍울이 커지면서 통증까지 호소했다고 한다. 그래서 양방의 소아과에서 검진도 받고 종합병원에서 호르몬 검사도 받았는데 별다른 이상이 없다고 했다는 것이다.

12살의 아이는 또래보다 훨씬 작은 142cm의 키에 몸무게는 51kg이나 되었다. 최근에 갑자기 온 체중 증가는 아니었고, 부모가 맞벌이를 하다 보니 어려서부터 혼자 지내는 시간이 많아 간식, 인스턴트식품 등을 자주 접하면서 꾸준히 지속된 체중 증가였다.

맞벌이를 하는 부모를 둔 아이들의 양상은 크게 두 가지로 나뉜다. 이 아이처럼 너무 많이 먹어서 살이 찐 경우와 반대로 스스로 음식을 잘 챙겨먹지 못해서 영양결핍 현상을 보이는 경우이다. 아이는 성조숙증, 성장장애 등의 복합 증상이 있었고, 환절기에는 알레르기성 비염으로 고생하고 있었다. 체지방의 과도 축적으로 비만과 함께 복합 증상들이 나타난 것이다.

일단은 아이의 비만부터 해결해야 했다. 소아 비만이 가장 많이 발생되는 시기는 출생 후부터 만 2세까지이고, 그 다음 5~6세에 많으며, 그 다음 사춘기에 많다. 아이들의 비만은 성인의 비만보다 훨씬 위험하고 파급력이 크다. 소아 시기의 비만은 80~85%가 성인 비만으로 이어지기 때문이다. 소아 비만은 지방세포의 크기만 커지는 성인 비만과 달리 지방세포의 개수도 함께 늘어난다. 한 번 생긴 지방세포는 살이 빠져도 줄어들지 않는다.

특정 질병에 의한 증후성 비만은 1% 미만이고 거의 대부분의 소아 비만은 음식의 잘못된 선택과 과다 섭취, 활동량 부족, 심리적인 요인 등에 의한 단순성 비만이다. 최근에는 부모의 유전적인 요인과 함께 환경적인 요인에 의한 비만이 늘어나고 있다. 소아 비만이 문제가 되는 것은 성장장애, 성조숙증, 비만합병증을 유발하기 때문이다. 비만해지면서 골 연령이 증가하고 성장판의 조기 폐쇄로 인해 키가 커지는 걸 막기 때문이고, 호르몬 시스템이 교란되어 조기월경 등 성조숙증이 나타날 확률이 높아져서이다. 비만 부위의 살 트임, 피부 겹침에 의한 부스럼 등 피부질환도 함께 나타난다. 뿐만 아니라 고지혈증, 지방간, 고혈압, 당뇨병 등의 비만 합병증으로 이어져 심한 경우 건강에 치명적일 수 있다.

잘못된 음식물로 인한 노폐물 축적은 아이들을 비만해지기 쉬운 체질로 만들어버린다. 그러므로 기체증이 유발된 아이의 몸을 근본적으로 치료해 주면서 식습관과 생활습관까지 개선해 주어야 한다. 나아가 비만으로 인해 발생되는 성장장애, 우울증 또는 소아당뇨 등의 합병증을 예방하고 치료해

주어야 한다.

비만 치료 기간에 음식 제한은 필수이지만 그렇다고 지나친 음식 제한은 오히려 역효과를 준다. 성장기 아이들인 만큼 발육에 필요한 음식들을 반드시 섭취하도록 해야 한다. 기름진 음식이라고 무조건 먹지 못하게 해서도 안 된다. 반드시 줄여야 하는 음식과 반드시 먹어야 하는 음식이 있기 때문이다. 기름진 음식 중 필수지방산이 함유된 음식은 매일 끼니마다 먹어줘야 한다. 올바른 음식 구분은 아이가 즐겁고 맛있는 식생활을 하면서 비만을 벗어날 수 있도록 도와준다. 이때 줄넘기와 같이 키가 크는 데 도움이 되는 운동을 해주는 것이 좋다. 어린 나이에 근력운동이나 편측운동을 많이 하는 것은 성장에 바람직하지 않다.

물론 소아 비만은 과잉 섭식이 가장 큰 원인이지만 그 외에도 정서적, 환경적 요인이 비만에 영향을 줄 수 있다. 아이들이 갑자기 유치원이나 학교에 들어가 환경이 바뀌면서 불안정한 상태에서 폭식이나 거식과 같은 식이장애를 나타내는 일은 종종 일어난다. 이럴 때엔 아이가 왜 그런 행동을 보이는지를 잘 살펴서 아이가 정서적으로 안정을 찾도록 도와줘야 한다.

맑은한약의 비만에 대한 효과는 연구 초기부터 상당한 유효성을 입증한 바 있으며 비만 치료에 매우 탁월하다. 아이에게 하루 30분 내외의 유산소 및 근육운동을 적절히 배합하여 조금씩 늘려가도록 하였다. 식습관 개선을 위해서는 식품첨가물이 들어간 식품과 탄수화물과 당이 많은 음식들은 최대한 줄이도록 하였다. 대신에 적절한 단백질과 필수지방, 비타민, 미네랄을 충분히 섭취하도록 하고 오리고기, 돼지고기, 생선, 야채류 등을 충분히 섭취하라고 했다.

그런데 비만한 아이들의 대부분은 자기 의지로 먹는 양을 조절하지 못한다는 공통점이 있다. 부모가 식단 관리를 해줘야 하는데, 가장 중요한 건 어떤 음식을 어떤 재료를 가지고 만들며 어떤 조리법으로 할 것인가이다. 고른 영양을 유지하되 칼로리가 낮은 조리법을 선택하고, 음식의 간을 맞추는 것도 중요하다. 음식이 자극적이고 짜면 당장 맛은 있을지 모르지만 과식과 비만으로 이어진다.

약 처방과 함께 식이요법 및 운동요법을 설명해 준 뒤 한 달 뒤 다시 내원하라고 일러 주었다. 그런데 한 달 후에 다시 봤을 때에는 누군지 몰라볼 정도로 상당한 체중 감량이 되어 있었다. 그 사이 키가 1.2cm나 컸고 본인이 가장 스트레스를 받았던 여유증은 반 이상 개선되어 있었다. 그러다 보니 아이 엄마보다 아이의 태도가 더 많이 달라져 있었다. 말과 행동에서 처음에 보이지 않던 자신감이 느껴졌다. 아이는 두 달을 더 치료하고 순조롭게 마무리하였다.

이 아이에게서 보인 여유증은 성조숙증의 대표적인 현상으로 성조숙증이란, 8세 미만의 여아와 9세 미만의 남아에게 2차 성징이 나타나는 것을 말한다. 흔히 여아는 가슴 발달이 빨리 시작되고 남아는 고환이 커지기 시작하며 키도 또래보다 빠르게 자라 1년에 8~10cm 이상 자라기도 한다. 이런 특징이 아이에게 발견되면 부모는 아이의 성조숙증을 의심해봐야 한다.

성조숙증은 아이의 최종 키를 작아지게 한다는 점에서 서둘러 치료를 받게 해야 한다. 그리고 너무 어린 나이에 사춘기가 오면 몸은 어른이지만 정신연령은 아직 아이이기 때문에 정서적 문제와 성격장애가 발생할 수 있다. 성장이란 몸과 정신의 고른 발달을 의미한다. 그런데 성조숙증을 그대로 두면 어느 부분은 일찍 성숙해지고 어느 부분은 미성숙해지면서 불균형을 이루게 된다. 아이의 올바른 성장과 발달을 위해서라도 치료가 필요하다.

사례 1-2

임신중독증으로
고생한 적이 있던 고령 임신부

채기원

첫 아이를 출산한 지 7년 만인 41세에 둘째아이 임신을 하게 된 임신부가 찾아왔다. 첫 아이를 가졌을 때 임신중독증 때문에 고생을 했는데 이번에도 임신 7개월 무렵부터 부종이 심하고 가벼운 임신성 고혈압 증세가 있어서 찾아왔다고 했다.

임신중독증이란 임신과 합병된 고혈압성 질환을 말한다. 국내 발생 빈도는 총 분만의 5% 가량 되며, 임신 중 출혈 및 감염증과 더불어 3대 모성 사망의 원인이지만 아직 정확한 원인이 밝혀지지 않고 있다. 임신 전부터 고혈압이 있거나 임신 20주 이전에 고혈압이 발견되는 경우는 만성고혈압이라 하고, 임신 20주 이후에 새로이 고혈압이 발견되고 출산 후에 정상화되는 경우 임신성 고혈압이라고 한다. 고혈압과 동반되어 소변에서 단백 성분이 나오면 자간전증이라 하며, 이는 질병이 더 진행한 형태이고, 자간증이라는 것은 임신 중에 고혈압성 질환을 원인으로 경련과 발작을 일으키는 경우를 말한다.

임신 시기에 대부분 몸이 붓지만 휴식을 취하고 잠을 자고 일어나면 부기가 빠지는 게 자연스러운 현상이다. 그런데 임신성 부종은 몸무게가 늘면서 수분이 축적되어 몸 안에 체액이 많아져서 부기가 잘 가라앉지 않는다. 임신 전에 기력을 보하는 한약을 먹게 되면 임신중독증을 예방하는 데에 좋다. 만약에 임신 중에 임신중독증이 나타나면 몸에 울체된 기의 순환을 돕고 면역체계를 잡아주는 맑은한약을 처방하여 태아와 임신부의 몸 상태를 안정적으로 만들어 준다.

임신중독증의 원인에 대해 양의학에서는 임신 중의 호르몬 변화. 그리고 간내 담즙 울체와 담즙산염의 정체 등을 보고 있다. 한의학에서는 임신 시 주된 치료 원칙 중 하나로, 산모의 체내 열독을 내리고 그 열독을 소변을 통해 배설시켜 주는 '청열리수(淸熱利水)' 치료를 꼽는다. 새로운 생명체가 몸 안에서 자라는 과정 속에 산모와 태아의 대사가 활발히 이루어지며, 그 과정에서 열독이 많이 생기기 때문이다. 아이엔여기에서는 이 과도한 열독이 피부를 통해 밖으로 배설되는 과정 중에서 소양증이 생기는 것으로 보고 있다. 평소 잘못된 식습관과 운동부족으로 몸에 노폐물이 많아 기체증이 유발되어 열독이 많은 산모에게 특히 잘 발생하는 것으로 보고 있다.

대표적인 증상으로는 고혈압, 단백뇨, 부종이 있다. 한의학적으로 임신중독증은 그 증상에 따라 경증 자간전증과 중증 자간전증 그리고 자간증으로 분류하게 되는데, 병이 중증일수록 산모나 태아에 대한 위험성이 증가하게 된다. 자간전증의 경우에는 부종 때문에 체중이 늘거나 소변에 거품이 있는 등 경미한 증상이 있을 수 있으나 산모가 잘 느끼지 못하는 경우가 많다. 중증의 경우에는 위의 증상 외에 두통 또는 상복부 통증이 있거나 갑자기 눈이 가물거리고, 소변 량이 갑자기 줄어들 수 있다.

가장 위험한 자간증은 앞의 여러 증상과 더불어 간질 때 볼 수 있는 경련이 발생할 수 있다. 이때 응급조치가 따르지 않으면 산모나 태아가 사망할 수 있다. 임신중독증에 걸리면 혈관의 수축에 의해 혈압이 오르게 되고, 여러 장기로의 혈액공급도 원활치 못하게 되어 콩팥, 간, 뇌 등 주요 장기들도 손상을 받는다. 또한 태반으로의 혈류 공급도 저하되어 태아의 발육도 나빠지게 된다.

임신성 고혈압은 6시간 간격으로 2번 이상 혈압을 측정하였을 때, 임신 전 정상이었던 혈압이 임신 후반기에 140/90mmHg 이상이거나, 임신 전에 비해서 수축기 혈압이 30mmHg 이상, 이완기 혈압이 15mmHg 이상 증가하는 경우를 말한다. 자간전증의 경우는 고혈압에 단백뇨(300mg/24시간뇨 이상 혹은 10mg/dL 이상이 random urine에서 2회 이상)나 또는 전신적인 부종이 동반된 경우를 말한다. 만성 고혈압은 임신 전 140/90mmHg 이상의 고혈압, 임신 20주 전에 140/90mmHg 이상의 고혈압, 분만 후 오랫동안 고혈압이 지속되는 걸 말한다.

분만을 하면 임신중독증이 자연스럽게 사라지므로 분만이 최선의 치료가 된다. 임신중독증이 심하지 않으면 집에서 혈압, 체중 변화와 단백뇨 발생 여부 등을 주기적으로 체크하거나 병원을 정기적으로 방문하여 산모와 태아의 상태를 살펴 임신을 지속시킬 수 있으나, 산모의 증상이 악화되거나 태아의 발육부전이 심해지는 경우에는 입원하여 치료를 받거나 아기를 조기 분만하여야 한다. 고위험군이라고 생각되는 경우에는 특히 자주 진찰을 받아야 하고, 불필요한 체중 증가가 없도록 체중 조절에 노력해야 한다.

이 환자의 경우 41세로 늦은 나이의 임신인 데다 임신중독증으로 어렵게 첫 출산을 했던 과거력 때문에 걱정이 많았다. 우선 환자의 기체증과 열독을 풀어줄 수 있는 맑은한약을 처방해 주었고 더불어 마음을 평안하게 가질 것을 당부하였다. 스트레스를 주는 환경은 임신부에게 신체 균형을 깨뜨려 임신중독증의 치료를 방해할 수 있기 때문이다. 그 결과, 차츰 몸의 부종이 없어지면서 혈압도 정상 범위 내에 들게 되었다. 그리고 건강한 아이를 출산하였다. 기왕이면 임신 전에 몸을 건강하게 만든 다음 임신을 하였더라면 심신이 안정되어 건강한 임신 기간을 보낼 수 있었을 것이다.

사례 2-1

아토피로 자주 울던 한 살 여자아이

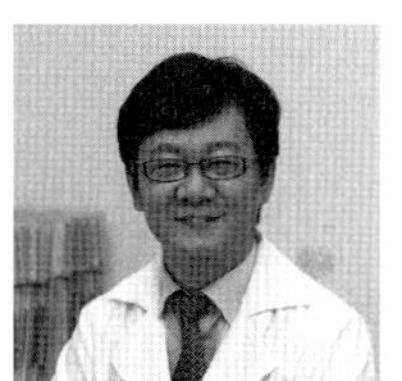

조창인

아이엔여기한의원 강남점 원장
경희대학교 한의과대학 졸업
한방증류제형학회 부회장
대한한방소아과학회 정회원
한방피부과학회 정회원
대한약침학회 정회원
(현)아이엔여기한의원 네트워크 공동대표

태어난 지 한 돌이 채 안 된 여자아이의 심한 아토피 때문에 아이 엄마가 고민이었다. 양약을 먹이는 게 마음에 걸린 엄마는 한약으로 치료를 할 방법이 있는지 알고 싶어 했다. 그리고 한약을 이렇게 어린 아기에게 먹여도 되는지부터 물었다. 맑은한약은 소아에게 최적화된 증류한약이라 아무런 문제가 없으니 그냥 먹여도 되고 분유에 타서 먹여도 된다고 설명하는 것으로 진료를 시작했다.

아기는 복부에 아토피가 특히 심했다. 밤이 되면 더 가려워지니까 밤새 울면서 보챈다고 했다. 아기의 아토피가 발생하게 된 1차 원인은 임신 중에 엄마가 먹은 안 좋은 음식들로 인하여 열독이 아기에게 전달되어 기체증을 유발했기 때문이었고, 2차 원인은 생후 6개월부터 먹이기 시작한 이유식에 있었다.

열독을 풀어줄 수 있는 맑은한약을 처방하였고, 아기가 먹고 있던 일반 분유를 산양 분유로 바꿔서 먹도록 했다. 그리고 당분간 이유식은 먹이지 말라고 했다. 그러자 아기 엄마가, 소아과에서는 6개월 되면 무조건 이유식을 먹여야 한다고 했는데 이유식을 먹이지 않아도 되겠느냐고 물었다. 아기의 췌장 기능이 성숙되기 전까지는 이유식을 시작하면 왜 안 되는지를 차근차근 설명해 주었다. 아기 엄마는 아기에게 12일치의 맑은한약을 다 먹이고 나서 다시 찾아왔다. 아기의 아토피 증상은 70% 호전되어 있었다. 재진 후 거기에 맞게 다시 12일치의 약을 처방하였다. 그 약을 다 먹은 뒤 아기의 아토피 증상이 모두 사라졌다.

아토피는 흔히 유아 습진, 태열이라고도 한다. 일반적으로 유아기 혹은 어린이 시기에 초발하여 만성적으로 재발하는 피부질환이다. 유아기에는 얼굴과 팔 부위에 주로 나타나지만 성장하면서 눈, 입술 주위, 목, 팔꿈치 안쪽이나 무릎 뒤쪽에 습진의 형태로 나타난다. 극심한 가려움을 동반하는데 그 부위를 긁게 되면 2차 감염으로 이어져 진물이 흐르거나 염증이 생기거나 거북이 등처럼 피부가 딱딱해지는 태선화(苔癬化) 현상이 나타난다. 이렇게 되면 가려움증이 더욱 심해져서 증상이 악순환하는 과정을 거치게 된다.

아토피 피부염 환자 중 50%는 비염, 천식, 아토피 피부염의 가족력이 있다. 원인으로는 유전, 면역 이상, 미생물, 환경에 의한다고 보고되고 있다. 아이엔여기에서는 아토피 피부염의 가장 큰 원인으로 태열(胎熱)을 꼽고 있다. 태열이 자연스럽게 제거되지 못해 피부에 정체하는 동안 피부의 발적, 진무름증, 가려움증이 나타나는 것으로 보는 것이다. 태열이 지속적으로 피부에 머무르면 피부 면역이 약해진다. 그렇게 되면 유아기를 지나 소아기 때까지 아토피 피부염 증상이 심해질 수밖에 없다.

아토피 피부염을 갖고 있는 아이들은 대개 음식이나 환경에 민감하다. 증상이 심한 아이들의 경우는 음식을 가려서 먹여야 하고, 유기농 천을 사용해야 하고, 도배며 장판까지 일일이 신경을 써주어야 한다. 하지만 언제까지나 온실 속의 화초처럼 과보호 속에서 키울 수만은 없다. 외부의 나쁜 환경으로부터 자신의 몸이 스스로 방어할 수 있도록 방어력을 키워주어야 한다.

아이들의 아토피를 빨리 치료해 주어야 하는 가장 큰 이유는 아토피 피부염이 정상적인 성장을 방해할 수 있기 때문이다. 아무리 몸에 좋은 음식을 먹어도 피부를 치료하는 데 먼저 쓰이기 때문에 성장과 발육에 필요한 에너지를 온전히 공급받기 어렵다. 또래에 비해 키가 작거나 말랐거나 2차 성징이 늦어진다면 적극적으로 치료에 임해야 한다. 그 다음의 문제는 아토피 피부염으로 인해 피부가 붉고 우툴두툴해지면서 심리적으로 위축된다는 것이다. 그것 때문에 매사에 소극적이 되거나 사소한 일에도 짜증을 낼 수 있다.

한의원에 오는 아토피 피부염 환자들은 대부분 스테로이드 제제의 한계를 경험하고 오는 경우가 많다. 스테로이드 제제는 순식간에 염증을 가라앉혀 주긴 하지만 근본적인 치료책이 아니다. 한의학적 아토피 치료는 인내심을 갖고 잘 치료만 해준다면 반드시 완치될 수 있다. 아이엔여기에서는 아토피피부염의 원인을 제거해서 가려움증을 없애는 것을 1차 목표로 한다.

아이들은 대사과정과 성장발육 과정에서 열이 발생되는데 생리적으로 발생되는 열이 더 많다. 그래서 아이들은 그 열을 소모하기 위해서 끊임없이 움직이거나 피부로 땀을 흘리게 된다. 그런데 아토피 피부염이 있는 아이들은 피부에 열이 정체되어 습진이 나타나기 때문에 열이 더 많이 몰리게 되면서 가려움증이 더 심해진다. 이런 아이들은 스스로 열을 처리하는 능력이 떨어지므로 열을 과하게 발생시키는 음식을 제한해야 한다. 그와 함께 맑은한약(증류기해탕)을 복용하면 생산된 열을 체외로 빠져나가도록 도와준다.

또한 아이엔여기의 외용제제는 피부에 몰린 열을 내려주어 가려움증을 완화시켜준다. 대사 산물로 열이 많이 생성되어도 그 처리 능력이 온전하면 문제가 되지 않는다. 그러면서 일상에서 몇 가지 수칙들을 지켜주면 치료 기간을 단축시킬 수가 있다.

▶ 아토피 피부염 예방과 치료를 위한 생활 수칙

1. 인스턴트식품, 돼지고기, 오리고기, 식물성 기름으로 요리한 것, 유지방, 밀가루 음식을 금한다. 대신 소고기, 닭고기(치킨은 익힌 속살만 먹음), 과일, 익힌 야채는 가급적 매일 섭취한다.

2. 영유아 아이들은 몸을 움직이는 놀이를 많이 시킨다. 특히 소아기 아이들은 운동을 매일 규칙적으로 운동을 하게 한다.

3. 정상적인 숙면을 취할 수 있는 환경을 조성해 준다.

4. 피부가 건조해지지 않도록 한다. 목욕 시 과도하게 때를 밀지 말고 장시간의 목욕과 비누의 과도한 사용도 피한다.

5. 외부 온도와 습도의 급격한 변화는 피부염을 악화시키거나 재발시키는 요인이므로 적정 수준을 유지한다.

6. 피부염이나 가려움증을 유발하는 음식물을 피한다.

7. 집먼지진드기 등도 증상을 악화시킬 수 있으므로 가급적 카펫 사용을 삼간다.

자다가 소변을 보던 9살 남자아이

조창인

9살이나 되었는데도 밤에 자다가 요에 소변을 보곤 한다는 한 남자아이를 진료했을 때의 일이다. 혼자서 잘 놀다가도 가끔씩 엄마에게 장난치는 모습이 정말 귀여운 남자아이였다. 조금 마른 체형이었던 아이는 신생아 때 태열이 있었고, 가벼운 천식 증상도 있었다고 했다. 아이가 평소 입이 짧고 편식을 하는데다 달달한 음식을 좋아한다고 하였다. 그러다가도 가끔은 엄마가 해준 밥이 맛있다며 많이 먹을 때가 있는데, 그럴 때면 어김없이 30분도 안 되어 배가 아프다며 화장실로 달려가곤 했다고 한다. 그런 아이를 보면서 엄마는 걱정이 많다고 했다.

아이가 또래보다 소변을 늦게 가리긴 했지만 크게 염려할 정도는 아니었다고 한다. 엄마가 기억하기에 5~6살 정도부터는 자면서 소변을 보는 일은 거의 없었다. 그런데 반 년 전부터 자면서 종종 이불에 소변을 보기 시작했다. 일주일에 많을 때는 세 번씩 보기도 하였다. 병원에서 '과민성 방광으로 인한 야뇨증'이란 진단을 받았고, 치료 과정 중에 항우울제와 항이뇨

173

제를 복용하게 되었다고 한다. 양방 치료를 시작하고 1개월 정도 지나면서 아이의 증상이 좋아져서 약물 치료를 중단하였다.

그러자 한 달이 안 되어 아이가 다시 밤에 소변을 보는 일이 생겼고, 횟수가 점점 늘더니 내가 아이를 진료보기 일주일 전에는 자다가 두 번이나 요에 소변을 보았다는 것이다. 다시 병원에서 진료를 받았더니 약물 치료와 함께 행동 치료로 야뇨 경보기 사용을 권하였다고 한다. 엄마 생각에 경보기를 차고 자는 것이 아이에게 더 스트레스를 줄 것 같고, 무엇보다도 아이가 약을 너무 오래 먹게 되는 것 같아 고민을 하던 중에 지인의 소개로 한약 치료를 알아보고자 나에게 온 것이다.

아이는 야뇨증 외에도 최근에 눈 주위가 약간 붉어지고, 건조해진 때문인지 팔과 다리 부분을 가끔 긁는다고 했다. 아이 피부 상태를 확인해 보니 아토피 초기 증상을 보이고 있었다. 그 얘기를 듣더니 엄마가 "아직 아이가 어린데 한꺼번에 여러 증상을 겪고 있으니 마음이 많이 아파요" 하면서 걱정했다. 그래서 "아토피는 초기 단계이니 금방 개선될 것이고 야뇨증도 치료하면 괜찮아질 겁니다. 너무 걱정하지 마세요" 하고 엄마의 마음을 안심시켜 드렸다. 그리고 "혹시 아이가 자면서 소변을 보는 증상이 한 달 사이에 금방 좋아진다 하더라도 제가 따로 말씀드리기 전까지는 치료를 계속하셔야 합니다" 하고 당부하였다. 아이의 야뇨증이 재발성이었고 아이의 소화기와 피부 증상으로 보아 꾸준한 치료가 필요하다고 생각되었기 때문이다. 특히 야뇨증이 재발되지 않도록 확실히 치료할 필요가 있었고, 아이의 건강 상태를 어느 선 이상으로 끌어올려 주어야 체력이 좋아져서 성장도 잘할 수 있었다.

아이 엄마에게 한약 처방과 함께 음식 관리의 중요성을 설명해 주었다. 소고기와 돼지고기 먹는 방법을 알려주는 한편 아이에게 맞는 간편한 요리법을 몇 가지 알려주었다. 아이에게 필수지방산과 단백질이 많이 부족한 상태인 만큼 가능하면 아이가 매일매일 먹을 수 있도록 하라고 강조했다. 아이의 소화기가 많이 약해져 있으니 최대한 소화가 잘 되는 음식들로 식사를 준비하라고 하는 한편, 아이의 소화기를 자극하거나 소화액 분비의 균형을 깨뜨리는 음식을 알려주어 피하도록 하였다. 또한 아이가 좋지 않은 음식을 고집할 때에는 무조건 금지시키지는 말되 최소한의 양을 먹도록 이끌어주라고 하였다.

치료가 시작되면서 엄마와 아이는 잘 따라와 주었다. 치료 시작 후 3주에서 4주로 넘어갈 때, 엄마는 일주일 동안 이불 빨래를 하지 않았다며 매우 좋아하였다. 아이의 증상이 그 정도로 호전되었다는 것에 대한 기쁨이 고스란히 담겨 있었다. 처음 한 달은 아이가 평소처럼 편식을 하기도 하였고 떡볶이, 라면, 과자를 먹고 싶다고 해서 엄마를 고민하게 만드는 일이 종종 있었다. 그럴 때면 아이 엄마는 지혜롭게 아이를 달래서 적은 양을 먹도록 하고, 그런 것들을 먹은 만큼 다른 좋은 음식들을 더 먹이는 방법으로 아이의 식습관을 조절해 주었다.

이후에 아주 가끔 자면서 소변을 보기도 하고 독감에 걸려서 고생한 적도 있지만 비교적 순조롭게 증상이 호전되었다. 무엇보다도 아이 엄마가 아이의 몸 상태를 일정 수준 이상으로 만들어 주고 싶다는 내 생각에 동의하여 꾸준히 치료에 임해주었다. 6개월 정도 지난 후에 아이는 조금 통통해져서 전보다 훨씬 건강해보이고, 더욱 귀여워 보였다. 아이의 아토피는 초기 단계에서 잘 치료되었고, 물론 야뇨증도 잘 치료되었다. 치료를 더 이상 받지 않아도 되겠다고 하니 아이 엄마가 얼굴이 환해지면서 매우 좋아하였다.

비록 단기간의 드라마틱한 치료 사례는 아니지만 6개월여의 치료 기간을 함께 하면서 엄마와 아이 그리고 내가 서로 감사하고 독려하며 기분 좋게 치료 과정을 거쳤기에 유독 기억에 남는다. 치료 과정을 잘 견뎌준 아이가 앞으로도 계속 건강을 유지하면서 훌륭하게 성장해 줄 것임을 믿어 의심치 않는다.

발달장애로 우울증까지 보이던
14살 남자아이

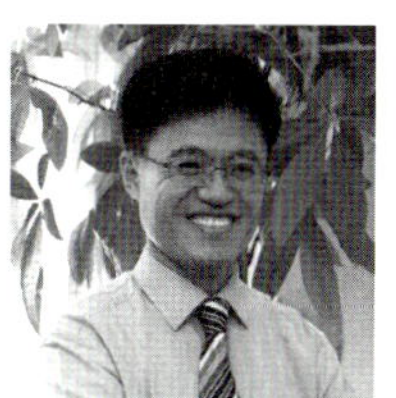

이권세

아이엔여기한의원 강남점 원장
경희대학교 한의과대학 졸업
한방중류제형학회 부회장
대한형상의학회 정회원
대한약침학회 정회원
FCST(턱관절균형의학회) 정회원
(현)아이엔여기한의원 네트워크 공동대표

"원장님, 한약 먹으면 키가 커진다면서요? 우리 아이도 가능할까요?"

진료실에 들어서자마자 아이 엄마는 대뜸 이렇게 물었다. 옆에는 키가 작고 마른 체형의 남자아이가 있었다. 14살의 아이는 또래 평균 신장보다 15cm 정도 작은 144cm였고 체중은 32.3kg이었다. 이야기해 보니 아이는 지적장애 3급에다 우울증 진단까지 받았다고 했다. 아이 엄마는 근심이 가득한 얼굴로 하소연을 했다.

"얘가 하루에 한두 시간은 이유 없이 징징대고 울어요. 그냥 갑자기 울고 싶다는 거예요. 병원에서는 아이에게 우울증 증상이 있다고 하더라고요. 제가 결혼하기 전부터 류머티즘이 있어서 관절의 변형이 심하고 그것 때문에 약도 많이 먹었는데 그래서 아이가 정신도 온전치 못하고 몸도 잘 자라지 못하나 마음이 아파요."

그 외에도 아이는 환청이 들리고, 설사를 잘하고, 소변을 자주 보는 증상이 있었다. 가정환경을 물어보니 아이의 아버지는 소규모 자영업자이고, 아이 엄마는 공공근로의 일종인 주민자치센터 서무보조 일을 하고 있었다. 그 동안 형편이 넉넉하지 않아서 아이에게 충분한 영양 공급이 이루어지지 않았다는 걸 알았다. 영양 불균형이 기체증을 유발하여 아이에게 제반 증상으로 나타난 것이다.

아이에게 기체증을 풀어주는 맑은한약을 복용하게 하고 끼니마다 돼지고기, 오리고기, 생선회 등을 골고루 섭취하도록 하였다. 그리고 아이에게 좀 더 신경을 쓰고 함께 시간을 많이 가지라고 했다. 약을 한 달간 복용한 뒤에 다시 찾아왔는데 그 사이 소변을 정상적으로 보게 되었다고 하고, 키는 145.9cm로 늘었고 몸무게도 35.2kg이 되어 있었다. 가장 큰 변화는 하루 한두 시간씩 울고 보채던 습관이 없어졌다는 것이다.

아이는 다시 약을 처방받아 갔다. 그런데 보름쯤 지날 즈음부터는 환청 증상이 많이 없어졌고, 얼마 지나지 않아 키가 147cm가 되었다. 고른 영양 섭취와 부모의 관심과 애정을 받으면서 아이는 정서적으로도 안정을 찾으면서 신체 발육 속도도 매우 빨라졌다. 한의원을 다니기 시작한 지 3개월이 지날 무렵엔 키가 148.4cm였고, 환청 증상도 모두 사라졌다. 아이와 아이 엄마 모두 처음 내원할 때와 달리 표정이 매우 밝았다.

"원장님, 이렇게 짧은 시간에 키가 이만큼이나 클지 몰랐어요. 게다가 먹는 게 얼마나 중요한지 자기가 직접 변화를 겪고 나더니 이제는 자발적으로 음식을 조절하고 몸에 나쁜 건 자기가 알아서 자제하더라고요."

대부분의 질병은 음식 조절과 개선이 가장 중요한 관건이 된다. 바꿔 말하면 잘못된 식습관과 영양 불균형이 질병을 초래할 수 있다는 것이다. 특히 아동기와 청소년기의 음식 섭취는 매우 중요하다.

이권세

　결혼한 지 11년 된 30대 후반의 한 여성은 임신이 될 때마다 번번이 유산이 되었다. 습관성 유산이었다. 인공수정을 두 번 시도했지만 성공하지 못했다. 결혼해서 11년이 되도록 아기를 갖지 못하자 주변 가족들의 관심과 압박이 점점 커져서 환자는 이중으로 힘든 시간을 보내고 있었다.

　"점점 가족 행사나 친구 모임에도 나가기 싫어져요. 얼굴만 보면 임신했느냐, 아기는 언제 낳느냐 다들 물으니까요."

　사람들은 어쩌다 한 번 묻는 거지만 이 사람 저 사람 관심을 표명하다 보면 듣는 사람 입장에서는 그때마다 괴롭고 고통스러울 것이다. 환자의 표정에는 지친 기색이 역력했다. 우선은 임신이 어렵게 된 몸의 기전부터 알아봐야 했다. 이 환자는 평소 생리불순도 있었고 내원 3개월 전에 자궁 내 출혈로 인해 불가피하게 낙태수술을 한 적도 있었다. 수족냉증이 심하고 변비 증상도 있었다. 평소 식생활을 물어 보니 주로 아침은 과일을 먹고 점심은 시리얼, 밥은 저녁에만 먹는다고 했다. 내원 일 년 전에 다이어트를 해서 체중을 8kg 감량했는데 그 이후로 추위를 많이 타게 되었다.

그 동안의 식습관과 생활로 봤을 때, 균형 있는 식생활을 하지 못하면서 노폐물이 쌓이고 기체증이 심해져서 자궁 기능이 나빠지면서 생리불순으로 인한 생리통과 난임이 초래한 것으로 보였다. 맑은한약을 처방하는 한편 세 끼를 고른 균형식으로 바꾸게 하였고 가벼운 운동부터 시작하도록 했다. 첫 번째 처방약을 먹고 나서 생리를 하였는데 생리 량이 원래대로 돌아오면서 생리통도 많이 줄고 수족냉증도 호전되었다. 대변은 1~2일에 한 번 정도는 보게 되었고, 두 번째 처방한 맑은한약을 먹으면서는 추위도 덜 탔다. 세 번째 처방한 맑은한약을 먹고는 생리통이 없어졌으며 몸이 전과 달리 가볍게 느껴졌다. 그리고 네 번째 맑은한약을 먹기 시작해 보름쯤 지났을 때 임신 진단을 받았다고 전화가 걸려 왔다.

임신 자체가 안 되는 것도 고민이지만 임신을 했다는 기쁨을 채 누리기도 전에 자연 유산이 되는 습관성 유산도 부부에게는 고통스러운 일이다. 습관성 유산이란 마지막 생리 개시일 이후 20주 이전에서 임상적으로 임신소실이 반복적으로 세 번 이상 일어나는 것을 말한다. 약 1%의 여성에서 발생한다고 알려져 있다.

그러나 임상적으로는 두 번 연속 자연 유산이 생긴 경우, 임산부의 나이가 35세 이상인 경우, 어렵게 임신을 하게 된 경우에는 습관성 유산에 대한 대비를 하고 있어야 한다. 역학적 조사에서 네 번의 자연 유산 후에 위험도는 40~50%를 나타냈다. 유산된 태아에 대한 염색체 검사를 시행해보았을 때, 산발적 유산에 비해 정상 염색체를 가진 경우가 더 많고, 이전 임신의 결과와 관련이 있다는 것을 고려할 때, 습관성 유산은 근본적인 원인을 가진 질병의 형태로 파악해야 한다.

습관성 유산의 원인으로는 부모의 염색체 이상에 의한 것이 5%, 해부학적 이상이 12%, 내분비적 문제가 17%, 감염에 의해서 5%, 면역학적 원인이 50%, 기타 원인이 10%인 것으로 조사되고 있다.

유산을 예방하기 위해선 무엇보다도 임신 중 심신의 안정이 중요하다. 또한 체내 노폐물을 생성해 기의 순환을 방해하는 음식은 절대 피해야 한다. 기존에 자연 유산을 경험하였던 분이나 임신 전 본인의 건강 상태가 어딘가 좋지 않다고 생각되면 미리 임신 예방을 위한 한약을 복용할 필요가 있다. 일반적으로 습관성 유산을 하는 사람들의 공통점은 아랫배나 손발이 찬 경우가 많으며, 자궁이 약하고, 소화기 계통이 안 좋으며, 생리불순 증상이 있다. 이는 결국 전신적인 기체증이 습관성 유산과 관련이 있는 것으로, 아이엔여기에서는 전신적인 기체증을 풀어 전신의 기혈 순환을 온전히 하고 자궁과 소화기 계통을 튼튼히 하는 방향으로 습관성 유산을 치료한다.

잦은 간질 증상을 보이던
3살 여자아이

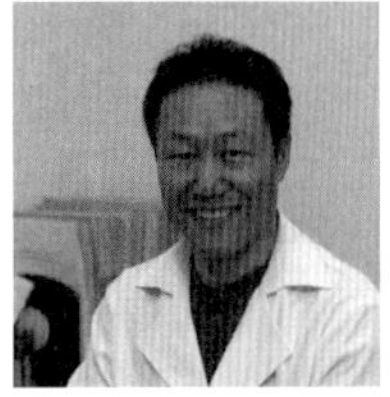

이정언

아이엔여기한의원 강남점 원장
경희대학교 한의과대학 졸업
한방증류제형학회 명예회장
(전)도원아이한의원 강남점 원장
1997년부터 '맑은한약' 공동연구 및 개발

3살 된 여자아이를 데리고 아이 엄마가 왔는데, 아이의 병명이 난치성 간질을 동반한 레녹스가스토증후군이었다. 양방 병원에서 진단을 받은 뒤 항경련제를 복용해도 경련 발작이 나아지질 않아 뇌량 절제술을 예약해 놓은 상태에서 지인의 추천을 받아 혹시나 하는 마음에 내원하게 되었다고 했다.

아이는 하루에 4~5회의 대발작과 5~6회의 소발작 증상을 보일 만큼 심한 상태였다. 발병 후 심신 발달지체가 동반했고, 항경련제를 복용하면서부터 아토피 증상과 비염, 야제증이 나타났다고 한다. 밤에 한두 번씩 깨서 심하게 울기를 반복하다 보니 아이는 체력 저하로 무기력하고 식욕부진으로 밥도 잘 안 먹었다.

아이가 처음 경련 발작을 일으키게 된 건 만 1세 5개월쯤 되었을 때였다. 그 무렵 튀긴 음식을 먹고 심한 구토와 설사로 일주일간 양방 치료를 받았는데 그때 구토와 설사는 나았는데 이때부터 심한 열을 동반한 경기와 경련발작이 나타나 계속 이어지고 있었다.

한의학적 소견으로는, 음식물을 먹고 심하게 체하면서 중초기체증이 발생했고, 이로 인해 열 순환이 안 되면서 정체된 열이 신경을 자극해 경련 발작을 일으키는 것으로 판단되었다. 처방으로 중초기체증을 풀어주는 맑은한약을 주었다. 약을 2재 복용한 후에 개선 정도를 보니 비염과 야제증이 40%, 아토피가 20% 호전되어 있었다. 식욕부진과 경련 발작은 큰 변화가 없었다.

다시 맑은한약을 2재 더 복용한 후에는 비염 증상이 상당히 개선되었고 야제증은 80%, 아토피는 30%, 경기는 40% 호전되어 있었다. 다시 3재 더 복용한 후에는 비염, 야제, 경기, 아토피 모두 80~90% 호전되어 있었다. 맑은한약을 총 10재 복용한 후 대부분의 증상들이 거의 개선되었고, 양방 병원에서 뇌파 검사를 해보니 경기를 일으키는 경기파가 상당히 낮아진 것으로 나왔다.

경기가 호전된 후에 발달지체 증상을 치료하기 위해 튀긴 음식, 식물성 기름을 이용한 음식, 인스턴트 음식 등을 먹지 않도록 했다. 그리고 매일 끼니마다 적당량의 육류를 섭취하게 해서 탄수화물, 단백질, 지방 등의 영양이 균형 잡히도록 하였다.

레녹스가스토증후군(Lennox-Gastaut syndrome, LGS)은 여러 가지 형태의 경련과, 발달 부전, 충동조절장애 등의 행동장애를 특징으로 하는 소아기의 간질성 뇌병증으로 소아기에 발생하는 간질 중 가장 심한 형태의 간질이다. 일반적으로 만 1~8세의 소아에서 발병하고 있으며 1~3세에 가장 많이 발생하는 특징이 있다.

어떤 단일한 원인에 의한 질환은 아니고 약 20% 정도는 웨스트증후군으로부터 유래한다고 알려져 있으며, 이 외에도 대개는 이전에 부분 발작이나, 전신성 경련 등 다른 형태의 간질을 앓고 있었던 경우가 대부분이다. 발작의 형태는 매우 다양하고 약 3분의 2 정도는 진단 시 또는 발병 이전에 정신지체를 보이는 경우가 있으며, 진단 후 2년 이내에 정신지체의 징후가 나타나므로 이로 인해 학령기 아동의 경우 학습장애를 경험하게 된다.

아이엔여기에서의 레녹스가스토증후군 치료는 항경련제를 배제한 치료이다. 맑은한약을 이용하여 기체증을 해결함으로써 뇌 발달이 왕성한 성장기 아이에게 뇌의 이상을 빠르게 회복하도록 돕고 뇌의 기능대사와 몸의 신진대사를 증진시켜 정신적. 육체적 건강을 유지할 수 있도록 한다.

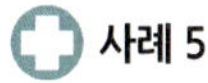 **사례 5**

투렛증후군으로 목에 염좌까지 발생한
7살 남자아이

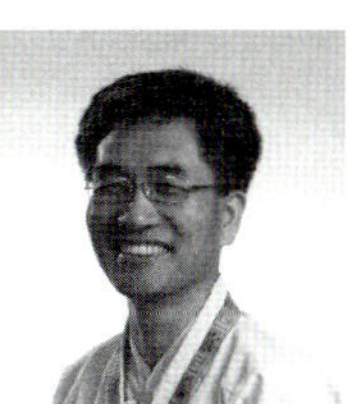

유용우

아이엔여기한의원 일산점 원장
경희대학교 한의과대학 졸업
한방증류제형학회 정회원
(전)도원아이한의원 일산점 원장
『한방으로 키우면 훨씬 건강해요』 공저
『한방의 명의 20』 공저

2012년 10월 말에 7살짜리 아들의 틱 증상 때문에 진료 예약을 했었던 아이 엄마에게서 전화가 왔다. 아이의 틱 때문에 목을 삐어서 병원에 입원하느라 한의원에 오지 못한다는 얘기였다. 아이가 고개를 뒤로 젖히는 운동틱으로 나타나면서 목에 염좌가 발생한 것이다. 병원에서 염좌 치료와 틱 치료를 받는데 갑자기 음성틱이 심해지면서 고개를 젖히는 동작도 더 커졌다고 한다.

"원장님, 치료를 받아도 전혀 아이 증상이 나아지질 않는데 어떻게 해야 좋을지 몰라서 전화를 드렸습니다."

아이 엄마의 말에 다음날 아이와 함께 한의원에 오라고 하여 본격적인 치료에 들어갔다. 아이에게 틱 증상이 나타난 것은 만 3세 무렵으로, 이때부터 눈의 한쪽 깜박임이 심해졌는데 그러다 말겠지 하고 무심히 지나쳤다고 한다. 이 증상이 치료를 필요로 하는 거라는 걸 안 건 아이가 유치원에 들어간 이후였다.

"하루는 아이의 유치원 선생님이 저를 부르더니 조심스럽게 병원 치료를 권하더라고요. 유치원 선생님은 여러 아이들을 봐왔기 때문에 우리 아이의 증상이 정상적이지 않다는 걸 금방 아신 거지요."

그러던 차에 일 년 전부터는 이상한 소리까지 내서 대학병원에 가서 정밀검사를 받은 결과, 운동틱과 음성틱이 병행된 투렛증후군이라는 진단을 받았다. 아이는 목과 어깨의 운동틱과 더불어 헛기침 정도의 경미한 음성틱, 간혹 비명과 같은 큰소리의 음성틱이 병행된 전형적인 투렛증후군 증상을 보였다. 게다가 아토피까지 있어서 눈 깜박임 외에도 안구소양증이 함께 나타나고 있었다.

아이를 진료한 후 규칙적인 생활습관부터 실천하도록 하였다. 아이를 무조건 9시 즈음에는 재우고 아무리 늦어도 11시 전에는 재우게 했고, 음식을 절대 억지로 먹이지 말고 오래 씹어 먹도록 하였으며, 맨발로 흙이나 돌바닥을 걷게 하여 순환을 좋게 해주라고 했다. 그런 다음 먹어야 하는 음식과 먹지 말아야 하는 음식들을 알려주어 집에서 실천하도록 했다. 물론 아이의 상태에 맞는 맑은한약을 처방해 주었다. 치료 후 2주가 지나면서 아이의 고개를 젖히는 틱 증상이 훨씬 개선되었고, 음성틱도 약해졌다. 하지만 눈 깜박이는 증상은 변화가 없었다. 2주 만에 개선되는 게 눈에 보일 정도가 되자 아이 엄마는 치료 결과에 매우 만족하였다.

다시 2주가 지나서는 전체적인 틱 증상이 처음보다 80% 정도 호전되어 있었다. 눈 깜박이는 증상만 여전히 약하게 남아 있었다. 아토피 증상도 많이 사라졌는데 먹는 음식에 따라 재발되는 양상을 보였다. 음성틱도 마찬가지여서 규칙적인 생활습관과 음식조절이 잘 될 때에는 약하게 증상을 보이다가 관리가 소홀해지면 증상이 심해지고 빈도수가 늘어났다. 그런 일이 반복되면서 아이와 아이 부모의 실천이 훨씬 더 잘 되었다.

틱장애는 이유 없이 얼굴, 어깨, 사지 등 일부분의 근육을 빠르게 움직이거나 소리를 내거나 문지르는 등의 행동을 반복적으로 빠르게 하는 것을 말한다. 음성틱과 운동틱 두 종류로 나뉘며 이 두 가지 증상이 함께 일 년 이상 지속되는 것을 투렛증후군(Tourette's Disorder)이라고 한다. 틱은 전체 아동 10~20%에서 일시적으로 나타날 수 있는 증상으로 7~11세에 가장 많이 나타나고 있다. 유전적 요인, 뇌의 구조적, 기능적 이상, 심리적인 스트레스와 관련이 있는 것으로 알려져 있다. 대부분 일시적인 틱은 환경이나 심리적 상황에 따라 증상이 심해지거나 경감되기도 한다.

틱장애에는 단순운동틱, 복합운동틱, 단순음성틱, 복합음성틱이 있다. 단순운동틱으로는 눈 깜박이기, 코 문지르기, 얼굴 찡그리기, 머리 흔들기, 입 내밀기, 목 움직이기, 어깨 들썩이기 등이 있고, 복합운동틱으로는 여러 근육을 같이 움직이는 틱이 있는데 대표적으로는 자신을 때리기, 제자리에서 뛰기, 손에서 냄새 맡기, 성기 부분을 만지기 등이 있다. 단순음성틱으로는 킁킁거리는 소리 내기, 가래 뱉는 소리 내기, 가래 삼키는 소리 내기, 기침 소리 등이 있고, 복합음성틱으로는 의미 없는 소리를 넘어서 단어나 문장을 반복하는 틱이 있다.

아이엔여기에서는 아이들의 몸 안에 쌓여있는 열을 순환시키는 맑은한약으로 근본적인 치료를 한다. 아이들의 몸에서 열이 과잉 생산되거나 생활습관이 잘못 형성되었을 때에 아이들은 짜증을 내거나 틱과 같은 형태의 신체적 증상을 나타내게 된다. 그러므로 틱을 단순한 심리적 요인이나 스트레스 등으로만 파악할 것이 아니라 틱이 일어나는 부위의 열독으로 파악하고 그에 맞는 치료를 해줘야 한다.

사례 6

야제증(夜啼症)이 있던
3살 여자아이

유우종

아이엔여기한의원 부평점 원장
원광대학교 한의과대학 졸업
한방증류제형학회 정회원
대한한방소아과학회 정회원
대한상한금궤의학회 정회원

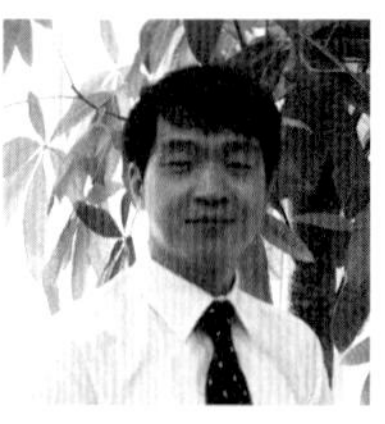

　　30대 중반의 한 여성이 3살 된 딸을 데리고 진료실로 들어왔다. 부부에게는 딸만 둘 있는데, 2살 위 언니는 지금까지 특별한 병치레 없이 건강하게 자라왔고 동생은 2개월 전부터 갑자기 야제증이 시작되어 나아지질 않는다고 했다. 아이가 잘 자다가도 한밤중에 갑자기 깨서는 울어대기를 하룻밤에 5~6번씩 하다 보니 부모는 잠이 부족해 생활에 타격이 많았다.

　　아이 엄마는 두 달째 잠을 못 자고 있다 보니 남편도 회사에서 일을 못하고 자신도 하루 종일 머리가 멍하다고 호소했다. 아이의 식성을 물어 보니 밀가루로 만들어진 음식과 인스턴트 음식을 좋아하고 편식이 심한 상태였다. 식욕부진에 만성 설사 등의 증상을 보일 정도로 소화기 계통이 좋지 않았다. 2개월 전에 가족이 중국 음식을 먹은 적이 있는데 그때 아이가 과식을 해서 토하고 열이 난 적이 있는데, 그 이후로 야제증이 나타났다는 것이다.

　　아이는 생후 5개월부터 이유식을 시작하였다. 이렇게 빠른 이유식은 아이의 미성숙한 소화기계에 부담을 주어 중초기체증을 유발하였을 것으로 보인다. 그 후 부모가 아이의 식단에 신경 쓰지 못하고 본인들이 즐겨 먹는 음식과 아이들이 먹고 싶어 하는 음식 위주로 주다 보니 아이들의 기체증을 악화시키게 된 것이다. 그 상태에서 밀가루 위주의 튀긴 음식들을 과식하면서 상초기체증까지 유발하였고, 이것이 야제증으로 이어진 것이다.

근본 원인은 소화기에서의 기체증이므로 중초기체증을 풀어주는 맑은한약을 처방하였다. 또한 부모에게는 아이의 상초와 중초기체증을 푸는데 도움이 되도록 팔꿈치 이하와 무릎 이하 부분을 꾸준히 마사지해 주었다. 무엇보다 이 아이에게는 제대로 된 음식이 근본적인 치료의 핵심이기 때문에 밀가루 음식과 인스턴트 음식을 가급적 제한하도록 했으며, 대신 양질의 필수지방산과 단백질이 풍부한 오리고기나 돼지고기를 야채와 함께 익혀 아이에게 자주 주라고 하였다.

1차로 12일치 맑은한약을 처방하였다. 그러자 복용 초기에 4일 동안 설사와 같은 명현반응을 보였으나, 이는 중초기체증이 풀리는 과정에서 자연스럽게 있는 일로 개의치 말고 꾸준히 복용하게 하였다. 이어 명현현상이 없어지고 중초기체증이 풀리면서 2개월 동안 지속되었던 야제증이 사라졌으나, 금기시켰던 음식을 간혹 먹게 되는 날엔 다시 야제증이 발생하곤 하였다. 하지만 그 횟수는 1회 정도인 데다가 심하지 않았다.

1차 치료만으로 70% 정도 좋아진 것 같았으나, 아직 완치된 것이 아니기 때문에 맑은한약 12일치 2차 치료에 들어갔다. 다행히도 2차 치료하는 동안 거의 야제증이 발생하지 않았기 때문에 치료를 마쳤다.

일반적으로 야제증은 만 4세 이하에 주로 나타나며 그 이상에선 잘 나타나지 않는다. 아이들 야제증의 가장 큰 원인은 음식에 의해 발생하는 식체와 놀라는 것과 같은 주위 환경의 변화이다.

사람이 수면에 들고 수면을 잘 지속하기 위해서는 몸에서 하기(下氣)가 잘 이루어져야 한다. 하지만 앞에서 말한 갑작스런 변화들이 아이의 몸에 기체증을 유발하여 아이의 하기 작용을 방해하기 때문에 야제증이 발생하게 된다. 아이의 성장에 필수적인 성장호르몬은 아이가 밤에 잘 때 제일 많이 분비되기 때문에, 아이의 충분한 성장을 위해서라도 야제증은 꼭 치료해 줘야 한다. 또한 아이의 야제증은 다른 가족의 수면에도 영향을 끼치기 때문에 한 집안의 숙면과 삶의 질을 위해서라도 야제증 치료는 서둘러야 한다.

야제(夜啼)란, 글자 그대로 '밤에 운다'는 뜻이다. 밤마다 습관적으로 아이들이 우는 야제증은 0세부터 만 2세까지의 아기들에게서 종종 볼 수 있는 증상이다. 양의학에서는 수면장애 항목에 밤에 놀라서 깨는 야경증과 몽유병 등의 증상을 다루고 있지만 야제에 대해서는 정상 범주로 보고 있다. 그러나 아이가 거의 매일 밤 야제증을 보인다면 평범한 일은 아니다. 밤에 깨서 우는 아기에게 다음과 같은 증상이 나타나면 반드시 치료해 주어야 한다.

자다가 갑자기 울거나 징징거린다. 젖을 주어도 멈추질 않고 안거나 업어주어도 완전히 해소되지 않는다. 예민해서 아기가 작은 소리에도 깨어난다. 늘 얕은 잠을 자서 자다 깨다를 반복한다 등이다.

이런 증상이 지속되면 야제증으로 볼 수 있다. 단, 신생아가 배가 고파서 깨는 경우는 야제증이 아니다. 야제증 아기의 경우는 젖을 빠는 시늉만 하고 정량을 다 먹지 못한다. 간혹 정도가 심하게 잠꼬대를 하거나 특정 행동을 하고 아침에 기억을 못하는 증상이 나타난다면 이는 야경증 혹은 몽유병으로 증상이 발전된 경우이다. 야제증 말고 다른 몸의 변화가 있다면 원인 질환이 있을 수도 있으니 잘 살펴보고 전문의의 진단을 받아 치료를 해 주어야 한다.

매일 밤 자다 깨서 우는 아기는 부모에게도 힘든 일이지만 아기 자신에게 가장 힘들고 고통스럽다. 무엇보다도 균형 잡힌 성장을 할 수 없게 한다. 수면은 조금씩 개인차가 있긴 하지만 일반적으로 연령에 따른 정상 수면 시간은 다음과 같다.

연령	1주	1개월	영아	2년	4년	6년	10년	12년	사춘기
수면시간	16~17	15~16	13~15	13	12	11	10	9	8~9

이처럼 연령이 낮을수록 수면이 차지하는 비중이 매우 크다. 특히 밤에는 성장호르몬 분비가 많아지면서 아이의 키뿐만 아니라 내부 장기의 성장에도 영향을 미친다. 야제증이 있는 아이는 성격이 예민해지기 쉽고 신경질적으로 되는 경우가 많으며, 성장에도 문제가 생기는 등 여러 부작용이 있으므로 부모는 아이들의 증상이 지속된다면 반드시 치료를 받도록 해줘야 한다.

사례 7

잦은 감기와 비염으로 고생하던
5살 남자아이

김준범

아이엔여기한의원 영등포점 원장
동국대학교 한의과대학 졸업
한방증류제형학회 정회원
대한약침학회 정회원
한방피부과학회 정회원
대한피부미용재생학회 정회원
대한한방항산화연구회 정회원

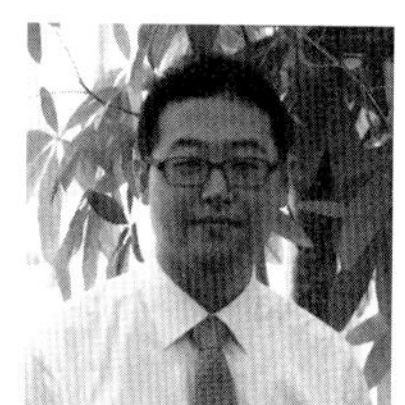

30대 중반의 여성이 5살짜리 남자아이의 중이염 때문에 내원하였다. 아이는 형제 중 첫째로 4살 때 아이 아빠의 장기출장으로 온 가족이 미국에 가서 생활을 했었다. 아이는 미숙아로 태어났기 때문에 부모가 더 신경을 써서 키웠다. 그래서인지 미국에 가기 전까지만 해도 별다른 문제없이 비교적 잘 자라 주었다.

그런데 미국에서 생활하기 시작하면서 자주 감기와 비염 증상을 보이더니 얼마 전부터는 감기에 걸리면 중이염으로까지 이어졌다고 한다. 아이는 기침을 하고 열도 있었으며 귀의 통증을 호소했다. 평소에 식욕부진으로 잘 먹지 않아서 또래보다 작은 편이었다.

식욕부진이란 한창 커야 될 시기에 아이가 밥을 잘 먹지 않거나 편식이 심하고, 또래 아이들에 비해 음식 섭취량이 상대적으로 많이 적은 경우를 말한다. 이런 경우 아이가 체력이 약해서 잔병치레가 많아지고 투정이 많아지면서 성장도 다른 아이에 비해 떨어지게 된다. 아이가 태어날 때 내기

(內氣)가 약하게 태어났거나, 과식을 했거나, 너무 빨리 이유식을 시작하거나, 잘못된 음식을 먹게 돼서 노폐물이 생기면 중초기체증이 유발된다.

식욕부진에는 연하곤란(嚥下困難)과 일반적인 식욕부진이 있다. 연하곤란이란, 아이가 음식물을 오래 물고 있거나 뱉어내는 경우이다. 해부학적으로 후두개라는 것이 있는데, 평소에 식도의 윗부분을 덮고 있다가 지나갈 때만 기도 쪽으로 밀리면서 기도를 막아 음식물이 기도로 내려가지 못하게 하는 기능을 한다. 그런데 여기에 문제가 있어서 후두개가 원활히 움직이지 못하면 음식물을 제대로 삼킬 수 없게 된다. 이런 경우는 먼저 후두개의 움직임을 정상으로 만드는 것이 치료의 우선이다.

일반적인 식욕부진은 연하곤란이 없으면서 일반적으로 식사량이 적거나, 잦은 복통을 호소하거나, 식사 중에 화장실을 자주 가는 아이들이 해당한다. 대개 장에 가스가 차서 위장을 자극하거나 장이 긴장되어 복통을 일으키는 것이 주된 원인이다. 위장을 치료하기보다는 장내 가스를 제거하거나 장의 연동운동을 도와주게 되면 위장이 편안해지면서 식욕이 돌아온다.

우선 아이가 식욕이 부진한 이유를 이해하고, 식욕부진이 되는 원인을 찾아 치료하면 소화효소가 잘 생성, 분비되어 식욕은 저절로 돌아오게 된다. 억지로 먹이려고 하면 스트레스를 받아서 소화효소가 일시적으로 더 적게 혹은 과하게 분비되어 식욕부진이 개선되지 않는다.

"애가 늘 골골해서 걱정이에요. 미국은 병원비가 워낙 비싼데 툭하면 아이가 잔병치레를 하니 얼마나 힘든지…."

아이 엄마는 이번에 한국에 휴가차 들어왔다가 지인의 소개로 한의원에 찾아왔다고 했다. 아이는 아이대로 자기 몸이 힘드니 짜증도 많고 부모에게 응석을 많이 부렸다. 진료를 해보니 아이는 태어날 때부터 소화기계와 호흡기계가 다른 아이에 비해 약했던 것 같다. 그래도 아이 엄마가 미숙아로 태어난 아이의 건강을 염려해 신경을 쓴 덕분에 큰 문제는 없었다. 그런데 둘째가 태어나면서 큰 아이한테 신경을 덜 쓰게 되고, 미국 생활에서는 밀가루 음식과 인스턴트 음식 등에 빈번하게 노출되면서 아이의 취약했던 부분이 불거지게 된 것이다. 거기에다가 아이가 이래저래 심리적으로 위축되고 스트레스를 받았을 것으로 보인다.

가족이 곧 미국으로 다시 들어가야 돼서 호흡기와 소화기계를 회복할 수 있는 처방을 위주로 하였고, 심리적 안정감을 줄 수 있는 약재를 보조로 첨가한 맑은한약을 한 달치 처방하였다. 더불어 미국식 식단과 패스트푸드 음식 대신 한식 위주의 식단으로 바꾸도록 권하였다. 그리고 엄마를 비롯하여 부모가 아이에게 더 관심을 갖고 대해 주고 둘째에게 갖는 부러움을 완화시켜 주라고 하였다.

그 후 다시 왔는데, 한 달 치료 후 군것질이 거의 없어지고 식사를 제 시간에 맞추어서 잘 먹고 있다고 했다. 감기 걸리는 횟수도 많이 줄어들었고, 간혹 감기에 걸려도 중이염으로 이어지지는 않는다고 했다. 아직 맑은 콧물과 헛기침 하듯이 콜록거리는 증상이 남아 있다고 해서 한 달치 처방을 더 했다. 그 후 맑은 콧물도 거의 없어지고 기침 증상도 거의 없어졌다.

그래서 치료를 종결하려고 했더니 아이 엄마가 몸의 컨디션을 전체적으로 상승시킬 수 있는 약을 추가적으로 더 먹이고 싶다고 해서 그에 맞는 맑은한약을 한 달치 처방해 주었다. 그 후 가족은 미국으로 돌아갔다. 아이 엄마의 말에 의하면, 아이가 기침과 비염의 증상도 없고 현지 아이들과도 잘 지낸다고 한다.

이 아이의 경우처럼, 갑작스런 환경의 변화와 부모의 관심 변화는 아이의 정서와 건강에 커다란 영향을 끼친다. 그러면서 평소 아이에게 약했던 부분이 질병이나 증상으로 드러날 수 있다. 부모들은 아이의 건강 상태를

늘 살피는 동시에 아이의 심리상태와 정서적인 부분까지 주의 깊게 들여다
봐야 한다.

아토피와 비염이 있던
3살 남자아이

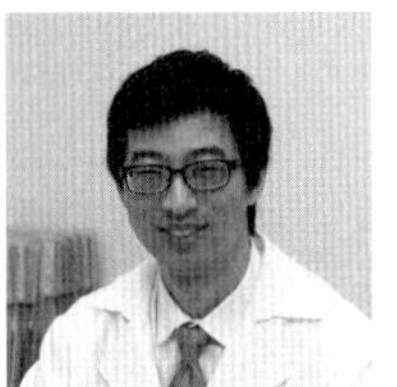

황지모

아이엔여기한의원 반포점 원장
대전대학교 한의과대학 졸업
한방증류제형학회 정회원
대한한방소아과학회 정회원
대한한방안이비인후피부과학회 정회원
대한한방알레르기및면역학회 정회원
문화재보호재단 창덕궁 내의원 진료의

환자와 교감을 하고, 치료를 해나가다 보면 유독 어렵고 힘들었던 환자들이 기억에 남는다. 유소아를 치료하게 되면 일반적인 질환의 경우 대개는 짧으면 1개월, 길어도 2~3개월 안에 치료가 종결된다. 그런데 현식이의 경우 5월에 치료를 시작해 9월까지 이어졌다.

현식이는 귀엽고 잘생긴 남자아이로 맞벌이를 하는 부모에게서 2011년 6월에 태어났다. 예정일보다 10일 정도 일찍 태어났고, 태어날 때 몸무게는 2.9kg로 남자아이치고는 약간 작은 편이었다. 아이 엄마가 임신 후반부에 임신중독증이 있어서 자연분만을 하지 못하고 제왕절개로 출산을 했다. 출산 후에도 아기가 황달이 오래 지속되었는데, 처음 진료를 받으러 온 건 출생 11개월이 채 되지 않았을 때였다.

상초 부위인 가슴, 팔, 목, 얼굴 등이 태열에 의해 피부 발진을 보였고 코막힘, 콧물, 수면불량, 간헐적인 구내염 증상, 잦은 감기 증상이 있었다. 중초 부위인 위장관 등에는 복부 두드러기 증상이 있었고, 하초 부위인 하복부와 다리에는 탈장에 의한 수술력(10개월차), 항문 발적, 굴곡부 및 대퇴부의 아토피 증상, 우측 정강이뼈 부분에 고질적인 발진 등이 있었다.

진료 후 내린 결론은, 부모의 유전적 소인에서 비롯된 원인에 더해서 출산 후 너무 이른 이유식과 분유가 현식이의 소화기에 무리를 주어서 상초, 중초, 하초에 모두 기체증을 가져왔다는 소견이었다. 아이 엄마는 임신 기간에 비교적 식단 관리를 잘 해왔지만 과일이 좋다는 말만 믿고 너무 많이 먹은 게 태아에 열독을 만들어주어 아이의 비염과 아토피를 초래한 듯했다. 게다가 모유를 먹여야 한다는 강박관념 때문에 생후 6개월까지 모유수유만 고집하였고, 6개월 이후에는 일반 우유와 분유를 아이의 양보다 과식시켜 온 원인도 있었다.

따라서 예상 치료 기간을 유전적 소인과 아이의 몸 상태를 감안하여 일반적인 경우보다 조금 더 걸리는 3개월 전후로 잡았다. 치료 과정에서 나타날 수 있는 명현 반응과 조심해야 할 음식, 권장하는 음식 등도 자세히 알려주었고, 맑은한약은 분유에 타서 주도록 지도하였다.

그렇게 약을 복용하기 시작한 지 2주가 지났을 때 아기 엄마로부터 연락이 왔다. 현식이가 전날 밤부터 열을 동반한 콧물, 기침 등의 감기 증상을 보이고 있는데 어떻게 해야 하느냐는 것이었다. 그 전에도 아이가 감기에 걸리면 양약을 먹여도 감기가 너무 오래 갔다고 해서, 일전에 진료하면서 감기에 걸리면 일단 나에게 연락을 달라고 했었기 때문에 전화를 준 거였다. 맑은한약 4일분을 감기 증상을 쉽게 해소할 수 있도록 처방해 주었다. 7일 후 아이 엄마에게 연락이 왔는데, 전에는 한 번 걸리면 2주씩 앓던 감기가 이번엔 6일 만에 뚝 떨어졌다면서 좋아했다.

이후에도 아이는 설사, 피부염 등 약에 대한 다양한 명현 현상을 보이곤 하였다. 그때마다 수월하게 넘어갈 수 있도록 방법을 제시하였고, 아이 엄마는 나를 믿고 잘 따라와 주었다. 진료를 시작한 지 3개월이 넘어갈 즈음에는 현식이가 갖고 있던 복합증상 중 80% 정도가 좋아졌다. 다만 하지의 대퇴부와 오른쪽 다리 부분의 발진이 50% 이상은 좋아지지 않았다. 그래서 1개월을 더 치료하기로 하였다. 마지막 1개월 차에 특히 도움이 될 수 있는 특별 처방도 알려주었다. 치료 4개월 후에는 제반 증상의 80~90%가 개선되었고, 하지부 아토피 피부염은 70% 정도 개선되었다.

현식이 엄마는 아기의 몸이 좋아지면서 가족들도 밤에 숙면을 취할 수 있게 되었다면서 치료 결과에 매우 만족해 하였다. 그러면서도 한편으론 맑은한약을 더 이상 먹지 않게 되면 재발이 되지 않겠느냐면서 불안해했다. 그래서 걱정하지 말라며 이렇게 말해 주었다.

"맑은한약은 양약이나 다른 약과 달리 약의 성분에 의해서 아기의 증상이 좋아졌다기보다는, 아이 몸의 순환을 좋게 함으로써 면역력도 좋게 하고 몸을 튼튼하게 함으로써 증상을 치료하는 것입니다. 따라서 그 몸 상태가 유지되는 한은 증상이 재발하지 않습니다."

그러자 아이 엄마가 안도의 웃음을 지어 보였다. 치료 종결 이후에는 아이의 이유식과 분유 종류, 반드시 먹여야 하는 음식들에 대해서 설명해 주었다. 그 후 6개월, 1년이 지나면서 현식이를 진료하게 되었지만 처음에 갖고 있던 어떤 증상도 없이 건강하게 잘 자라주었다. 다른 아이들보다 명현 반응도 많이 나타나서 부모와 다른 가족들이 마음고생을 했지만 그 만큼 건강해진 현식이를 바라보면서 갖게 되는 기쁨과 행복 또한 컸다.

알레르기 질환으로 고생하던
8살 남자아이

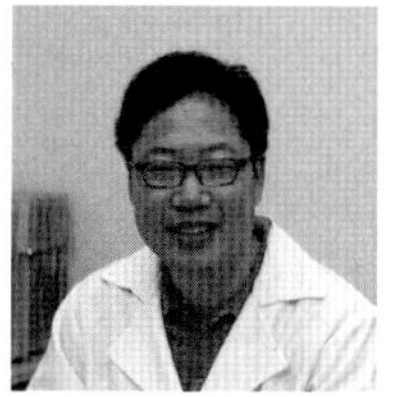

김종승

아이엔여기한의원 대전점 원장
대전대학교 한의과대학 졸업
한방증류제형학회 정회원
대한한방소아과학회 정회원
대한한방안이비인후피부과학회 정회원
대한한방신경정신과학회 정회원

아이가 진료실로 들어서는데 나이에 비해 왜소한 체격과 초췌한 얼굴이 안쓰러워 보였다. 아기 때부터 지금까지 알레르기 비염, 천식, 축농증을 늘 몸에 달고 살았다고 했다. 감기도 자주 걸렸고 심할 때엔 폐렴으로 발전해서 일 년에 두세 번은 입원을 했었다고 한다. 아이를 데리고 온 아이 아빠가 내 손을 잡고는 "소아과, 이비인후과, 내과, 한의원, 민간요법 안 해본 게 없습니다. 마지막 희망입니다. 제발 우리 아이 좀 도와주세요" 하며 눈물을 글썽였다. 그 동안 얼마나 마음고생이 심했을지 짐작이 되었다.

비염, 천식과 같은 알레르기질환의 가장 큰 원인은 집먼지진드기 같은 외부 요인보다는 환자의 몸에 기체증이 있기 때문이다. 그래서 같은 환경에서도 다른 사람들은 괜찮은데 특정 사람에게만 콧물, 코막힘, 재채기 등의 증상이 생기는 것이다. 비염이나 축농증은 급성이 아닌 만성으로 가게 되면 항생제나 스테로이드로 치료가 잘 되지 않는 경우가 많다. 이는 염증이라고는 하나 비세균성인 경우가 대부분이기 때문이다. 생리적으로 코 안이나 부비동의 점막에서 점액질이 나오게 된다. 정상인의 경우 이 점액질은 세균이나 먼지 등을 흡착하여 외부로 배출된다. 하지만 비염이나 축농증이 있는 아이들은 코 주변에 기체증으로 열이 정체되어 있어 생리적인 점액질이 점점 끈끈해져서 배출이 어렵다. 이 점액질이 농처럼 누렇게 코나 부비동에 차오르게 된다.

비염 환자들의 경우 코가 막혀서 깨어 있을 때에도 집중력 장애가 있지만 밤에는 수면의 질이 떨어져서 깊은 잠에 들지 못하는 경우가 많다. 따라서 아이들의 경우 당연히 성장호르몬 분비가 잘 이루어지지 않는다. 뿐만 아니라 코가 막혀 자기도 모르게 입을 벌리고 자주 숨을 쉬다 보면 코뼈 성장이 잘 되지 않고, 하악(아래턱)의 성장이 불균형하게 되어 부정교합, 낮고 평평한 코, 무의식중에 자꾸 입을 벌리고 구강호흡을 하게 된다.

이 아이의 경우도 비염으로 인해 자주 코가 막히고 심하면 숨도 제대로 쉬기 힘들었다. 그러다 보니 잠을 자다가 숨이 막혀 깨는 일도 잦았다. 수년 동안 이런 상태로 지내다 보니 본능적으로 호흡을 위해 늘 입을 벌리면서 살아 친구들로부터 바보 같다는 놀림을 받곤 했다고 한다.

현대사회로 오면서 먹는 음식이 달라지고 그로 인해 병의 양상도 달라지고 있다. 어릴 때부터 인스턴트 음식이나 균형에 맞지 않는 식단으로 인해 생긴 기체증이 면역계를 교란하기 때문에 소아 알레르기가 증가하고 있다. 기체증이 면역계를 교란시켜 점점 듣도 보도 못한 이상한 알레르기 질환이나 자가면역질환들이 많아지고 있는 것이다. 이때 아이들의 기체증을 풀어주고 치료단계에 따른 음식 관리를 해주면서 운동 관리를 해주면 빠른 호전을 보인다.

치료를 시작하면서 음식에 대한 주의와 식이방법에 대해 교육하고 철저하게 해달라고 당부했다. 맑은한약을 복용하게 하면서 일주일에 한 번 침

치료도 병행했다. 처음 3주는 아주 빠른 속도로 좋아졌다. 비염이나 천식 증상 개선뿐 아니라 눈으로 보기에도 얼굴색 자체가 아주 밝아지고 표정도 좋아져 있었다. 그런데 네 번째 한의원에 왔을 때는 아빠와 아이 둘 다 시무룩해 보였다. 계속 몸 상태가 좋아지다가 잠시 주춤하니 전처럼 나빠지는 건 아닌가 지레 불안해져서 의기소침해져 있었던 것이다. 그 사이에 혹시 금기 음식을 먹지는 않았나 물어보아도 아니라고 했다. 계속 좋아지고 있으니 다음 주부터는 다시 많이 좋아질 거라고 격려를 하고 보냈다. 그런데 일주일 후에 다시 왔을 때에도 더 이상 나아진 게 없었다. 치료 전 상태에서 60~70% 정도 호전된 후부터 증상이 개선되질 않고 있는 것이다.

왜 그럴까 하고 환자 본인과 보호자에게 자세히 문진해 본 결과 둥글레차에 원인이 있다는 걸 알았다. 지난 몇 달 동안 둥글레차를 집에서 음용수로 계속 마셔왔다는 것이다. 차 몇 잔 마신다고 금방 몸에 나쁜 영향이 오는 건 아니지만 장기간 한 가지 차를 음용하게 되면 이런 문제가 올 수 있다. 둥글레차는 눈, 코, 귀, 기관지, 소화기 등에 다 안 좋고 불면과 순환장애의 원인이 될 수 있다. 이런 설명을 자세히 해준 후 둥글레차를 마시지 않도록 했다.

그리고 일주일 후에 진료를 받으러 왔는데 역시나 아이의 몸 상태가 많이 좋아져 있었다. 더 진작 체크를 했더라면 하는 뒤늦은 후회가 들었다. 그 후 치료가 순조롭게 이어져 2개월이 지나니 증상이 거의 90% 정도 소실되고 약간의 코막힘과 기침이 남았다. 치료 3개월째에 들어서자 나머지 증상이 모두 없어졌다. 재발 방지 치료를 한 달 더해서 총 4개월간의 치료로 아이에게 늘 함께 붙어 있던 알레르기 비염, 천식, 축농증을 모두 떠나보낼 수 있었다. "오늘이 마지막 치료입니다" 하였더니 아이와 아이 아빠가 환하게 웃으며 몹시 좋아하였다. 두 사람을 보니 그야말로 붕어빵처럼 닮아 있었다. 나도 덩달아 미소가 번졌다.

틱장애를 갖고 있던 15살 남자아이

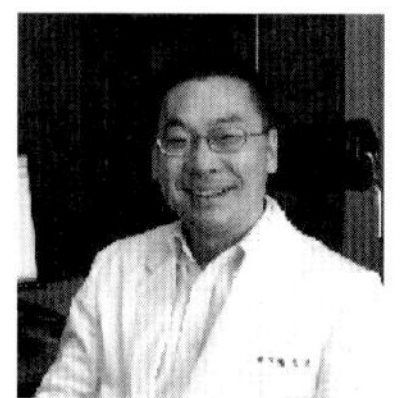

강승준

아이엔여기한의원 부천점 원장
동국대학교 한의과대학 졸업
한방증류제형학회 정회원
대한아토피학회 정회원
대한한방성장학회 정회원
대한한의복합테이핑학회 정회원
인천남동구 지역아동센터 소아청소년 진료의

하루는 일 년 전부터 생긴 틱장애로 마음고생을 하고 있는 15살 남학생이 엄마와 찾아왔다. 처음엔 환자 본인이나 부모도 이런 병이 왜 생겼는지, 어떤 치료를 해야 낫는 건지, 어느 병원을 가야 하는지도 몰랐다고 한다. 일시적으로 그러다 말겠지 했는데 일 년이나 지속되고 환자 본인의 의지로 개선되질 않으면서 심각성을 깨닫게 되었다.

그런데 막상 병원에 가니 병원마다 병명이 다르고 치료약도 제각각이었다고 한다. 일 년간 내과에서 약물 치료를 했는데 전혀 호전되질 않았다. 틱장애와 더불어 코막힘이 심해 코막힐 때 뿌리는 스프레이 약을 처방 받았지만 뿌릴 때만 조금 낫고 여전히 개선이 되지 않았다. 코 안쪽 깊숙한 곳에 항상 무언가 걸려 있는 느낌이 들고 후비루(後鼻漏)로 인해 가래와 목의 이물감이 심했다. 계속 코를 킁킁거리고 1분마다 기침 비슷하게 하고 숨을 참는 행동이 반복되고 있었다. 그나마 학교에서는 증상이 조금 덜해 가까운 친구들이 아니면 몰랐지만 집에 오면 킁킁거리며 고개를 흔드는 행동이 심해졌다.

한의학적으로 틱장애가 발생하는 원인은 다양한데, 크게 오장육부의 기운과 기능적인 측면에 이상이 생기면 이 같은 증상이 발생한다고 보고 있다. 따라서 부위마다 그 원인을 보고 치료 원칙을 세우고 있다. 평소에 스트레스를 많이 받는다거나 타고난 성격이 예민하고 소심하여 상초 순환 기능에 문제가 있으면 순환이 안 되어 담당하는 근육들이 떨리게 되는 경우가 생기게 된다. 또한 중초인 비위와 장의 순환 기능이 떨어져서 영양대사가 약해지거나 비위와 장 사이에 노폐물이 정체하여 손발로 에너지 공급이 안 되어도 손발이 떨리거나 상체나 얼굴이 떨리는 증상이 나타나게 된다. 불규칙한 식생활과 식습관으로 에너지 소모를 하게 되면 쉽게 상초, 중초, 하초 기능이 손상되어 이런 증상이 나타나는 경우가 종종 있다.

더불어 이런 상황에서 스트레스가 심해진다든지 가족관계에서 해결되지 않는 문제가 있다든지 하게 되면 음성틱이 동반하여 나타날 수 있으므로 치료를 서두르는 게 좋다. 맑은한약의 틱장애 치료 효과는 나를 비롯하여 여러 원장님들의 경우에서도 이미 입증된 바이다. 그러나 틱장애를 약물로만 해결하는 것보다는 식생활 개선과 적절한 운동을 함께 해주어야 훨씬 효과적이다.

우선 운동요법으로 하루 30분 내외의 유산소 및 근육운동을 적절히 배합하여 시행하도록 하였고, 식품첨가물이 있는 식품과 탄수화물과 당이 많은 음식은 가급적 금하도록 하였다. 대신 적절한 단백질과 필수지방, 비타민, 미네랄을 충분히 섭취하기 위해 오리고기, 돼지고기, 생선, 야채류 등을 권하였다.

치료 처음에는 틱 증상이 더 심하게 나타나고 코막힘도 더 심해졌다. 그러다가 며칠 지나면서 가래는 현저히 줄었지만 코 안에 무언가 걸려 있는

듯한 느낌은 여전했다. 계속해서 시간 맞춰 약을 열심히 챙겨 먹었고 알려
준 생활요법을 잘 지켜나갔다. 코에 뿌리는 스프레이는 사용하지 않았다.
그러자 후비루 증상은 치료 시작부터 호전이 되었고 틱 증상도 눈에 띄게
호전되었다. 6개월의 치료를 받은 뒤 모든 증상들이 사라져서 치료를 마무
리하였다. 가장 기뻐한 건 학생의 부모였다.

초등학교 입학을 앞두고
ADHD 판정을 받은 7살 남자아이

박응식

아이엔여기한의원 강동점 원장
상지대학교 한의과대학 졸업
동국대학교 한의과대학원 안이비인후과 석사 졸업
한방증류제형학회 정회원
대한아토피학회 정회원
대한한방가정의학회 정회원
대한한방피부과학회 정회원

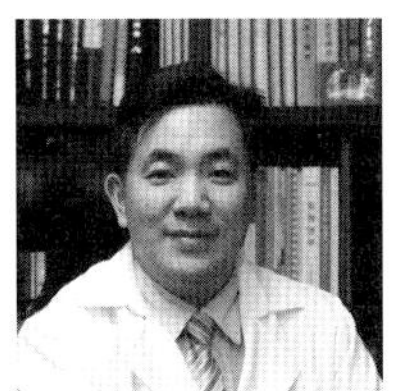

이 아이는 예전부터 집중을 잘 못하고 산만한 편이었다고 한다. 그런데 최근 들어 증상이 더 심해져서 유치원 수업에 지장을 줄 정도였다. 수업 중에 자리에서 일어나 여기저기 돌아다니고 뛰어다니는가 하면 자기 물건을 잘 챙기지도 못했다.

주의를 주면서 야단을 쳐도 전혀 말을 듣지 않고 감정 기복이 심해서 화가 나면 다른 아이들에게 과격한 행동이나 폭력을 휘두를 정도였다. 주변 사람들이 아이의 행동을 두고 "좀 심한 것 같다"고 하긴 했지만 처음에는 어려서 그러려니 했다. 그런데 몇 개월 전부터 더 심해져서 잠시도 가만히 있지를 않았다. 하루는 보다 못한 유치원 교사가 "아이 때문에 수업을 진행할 수 없을 지경이다. 단순히 활달한 것 이상의 문제가 있어 보인다"는 의견을 부모에게 전하기도 하였다.

그쯤 되니 부모의 걱정도 커졌다. 곧 초등학교 입학을 앞두고 있는데 그대로 두다간 학교생활마저도 어려울 것 같았다. 그래서 아이를 데리고 병원에서 검사를 해 보니 ADHD(주의력결핍 과잉행동장애) 판정이 나왔다.

ADHD는 아동기에 주로 발생하는 정신과적 정신장애로서 남자아이에게 잘 나타나며 영아기에 활동적, 감정적 기복이 심하며 수유나 잠재우기에 문제가 많았었다는 과거력을 가지고 있다. 그 원인은 아직도 확실히 알려져 있지 않으나 신경계의 생화학적 이상, 즉 주의력을 관장하는 신경전달물질의 부족의 관련성과 뇌의 대사이상 관련성을 가지고 있다고 알려져 있다.

아이 부모는 한의학적 치료가 가능한지 알고 싶어서 아이와 함께 한의원을 찾아왔다. 아이를 진찰해 보니 ADHD 외에도 몇 개월 전부터 얼굴과 귀 뒤, 팔꿈치 접히는 부위에 지루성 피부염이 있었다. 게다가 잦은 감기에 알레르기 비염이 있었다. 복합적인 치료가 필요했다.

모든 병의 발단은 원인은 기체증이고 기체증의 가장 큰 유발 요인은 음식에 의한 노폐물 축적이다. 특히 인스턴트 음식과 단 음식 위주의 식습관은 몸에 노폐물을 축적시켜 기체증을 유발하고 아이를 더욱 감정적으로 흥분하게 만들고, 몸의 상부로 열독이 모여 뇌의 기능대사를 저하시키고 상초기체증의 증상인 코막힘과 비염, 목 잠김, 지루성 피부염 등의 복합 증상을 일으키게 한 것이다.

따라서 식생활 관리를 통한 노폐물의 생성을 줄이고 또한 기체증으로 유발된 심리상태와 신경전달물질의 이상 상태를 조절할 수 있는 맑은한약을 처방하였다. 식생활에 있어서 요즘은 탄수화물 위주의 고열량 음식만을 섭취하는 경우가 많아 칼로리는 높으나 균형 잡힌 영양이 부족한 경우가 많다. 그러므로 탄수화물의 섭취를 조금 줄이고 단백질과 필수지방산의 섭취를 늘려야 한다.

아이에게 노폐물을 축적시키고 기체증을 유발하는 인스턴트 식품, 단 음식, 과당이 많은 과일, 닭고기, 유지방, 밀가루 음식의 섭취를 줄이도록 하고 신경전달물질이나 우리 몸의 재료가 되는 양질의 단백질과 필수지방산이 많은 오리고기나 돼지고기, 올리브오일, 생들기름, 견과류를 자주 섭취하게 하고 돼지기름에 익힌 신선한 야채도 자주 먹도록 하였다.

또한 아이의 신진대사와 성장을 촉진하기 위하여 하루 2시간 정도 간단한 운동을 정해 매일 규칙적으로 할 것을 권유하였다. 예를 들어 벽대고 팔굽혀펴기, 윗몸일으키기, 스쿼트 운동, 양손주먹쥐기 운동 등 시간이 조금씩 나는 대로 틈틈이 집에서 간단히 할 수 있는 운동을 알려 주었다.

그 결과 초기 12일 투여 후 비염 증상이 개선되면서 코가 편하게 되었고, 다시 12일 투여 후 지루성 피부염의 증상도 조금씩 좋아지게 되었다. 이후 추가로 24일 투여 후 아이가 짜증을 내거나 쉽게 흥분을 하는 등의 과잉행동이 점차 줄면서 심리적으로도 안정된 모습이 보였고 피부염 증상도 많이 좋아졌다. 다시 24일 투여 후 약간의 산만함은 남아 있었지만 전보다는 많이 안정적인 모습을 보이면서 다른 아이들과도 잘 어울렸다. 특히 수업 시간에 돌아다니지 않고 자기 자리에 잘 앉아 있어서 유치원 교사로부터 아이가 달라졌다는 평가를 들을 수 있었다.

아이가 이처럼 정신적으로나 신체적으로 많은 안정을 찾고 좋아지긴 했으나 개선된 상태를 유지하려면 앞으로도 계속 음식물 섭취를 주의하고 규칙적인 운동, 아이에 대한 관심과 애정 어린 보살핌이 계속 수반되어야 한다고 당부하였다.

ADHD는 아동기에 주로 발생하는 정신과적 정신장애로서 남자아이에게 더 잘 나타난다. 정확한 원인은 밝혀지지 않았지만 신경계의 생화학적 이상, 즉 주의력을 관장하는 신경전달물질의 부족, 대뇌 카테콜아민 대사

이상과 관련이 있는 것으로 알려져 있다. 대표적인 특징으로는 과다행동, 과잉행동이 있으며 늘 주위가 산만하고 집중력이 매우 부족하다. 상대방과의 의사소통에도 어려움이 있고, 불안한 정서가 강하다. 단체나 조직 안에서 독단적인 행동을 해서 물의를 일으키고 학습장애를 동반하기도 한다. 간혹 부모들이 아이의 이런 행동을 활달하고 명랑한 것으로 오해하고 방치할 경우 증상이 점점 심해지게 된다.

양약의 처방으로 메칠페니데이트(methylphenidate)와 같은 약을 쓰는데 이런 종류의 약이 초래하는 부작용으로 불면, 반동 효과, 식욕저하, 불쾌감, 우울, 어지러움, 민감성, 불안 등이 올 수 있다. 아이엔여기의 ADHD 치료는 맑은한약의 투여와 생활습관 개선, 식생활 관리를 통한 통합적인 치료를 원칙으로 하고 있다.

잦은 감기와 면역력 저하로
고생하던 6살 여자아이

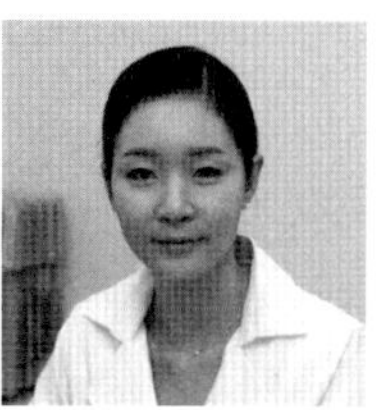

박선아

아이엔여기한의원 분당점 원장
가천대학교 한의과대학 졸업
한방증류제형학회 정회원
대한한방소아과학회 정회원
한방피부과학회 정회원
대한한방항산화연구회 정회원

"일 년 내내 감기를 달고 사는 것 같아요. 감기가 나았다 싶으면 귀가 아프다 목이 아프다 하면서 하루라도 안 아프다고 하는 날이 없으니 하루도 마음 편한 날이 없어요."

아이 엄마는 진료실 상담 의자에 앉자마자 하소연을 했다. 하루도 아프지 않은 날이 없는 자식을 둔 부모의 심정은 오죽할까 싶었다. 6살이 된 여자아이는 한눈에 보기에도 허약하게 보였다. 아이는 그야말로 찬물에 세수만 해도 감기에 걸릴 정도로 체력이 약한 아이였다. 기침과 콧물은 잘 안 떨어지고 평소 배앓이도 자주 했으며 중이염, 폐렴, 인후염 등도 다 거쳤다고 한다.

"얘가 6개월쯤 되었을 때 이유식을 시작하면서 변을 일주일 이상 못 보고 얼굴 피부가 다 뒤집어진 적이 있어요. 그 이후로 고열 감기를 여러 번 앓았고요."

아이 엄마는 그러면서 아이가 밥보다는 과일, 초콜릿, 밀가루 음식들을 좋아하고 가족이 외식을 좋아해 자주 밖에서 음식을 먹는 편이라고 했다. 엄마 입장에서는 아이가 아프다고 하면 그냥 둘 수 없으니 그때마다 병원을 다니면서 양약을 처방 받아 먹였던 것이다.

아이가 어렸을 때 유발된 기체증이 점점 심해지면서, 약을 너무 오래 자주 먹여 온 것이 악순환을 가져오는 주원인이 된 셈이다. 맑은한약으로 치료하면서 2년 정도는 양약을 먹이지 말고 스스로 병을 이길 수 있도록 하자고 권하였다. 그러기 위해서 상초기체증을 풀어주고 소화기 균형을 맞추는 맑은한약을 처방하였다. 튀긴 음식과 닭고기를 제한하고 초콜릿, 사탕, 젤리 등의 간식과 음료수를 일체 먹이지 않도록 했다. 아이가 음료수를 먹고 싶어 하면 두유에 산양 분유를 섞여서 먹도록 하였다. 육류는 기름 많은 삼겹살이나 오리고기를 쌀밥과 함께 먹이라고 하였다.

아이 엄마는 가급적 주의사항을 지키려고 노력은 했지만, 아이가 어린이집에 가거나 가족들과 외식을 하면 지키기가 어렵다고 걱정했다. 그런데 다행인 건 맑은한약이 아이에게 거부감을 주지 않아서 입맛이 까다로운 아이에게 순조롭게 먹일 수 있었다는 것이다. 3~4재를 먹을 즈음에는 가끔 콧물이 나거나 미열이 나기도 했지만 전처럼 열감기로 발전하지는 않았다. 그러면서 차차 기력이 회복되고 예전에 보이던 복합 증상들이 사라졌다. 아이 입에서 아프다는 말이 안 나오니까 아이 엄마가 가장 좋아했다. 아이의 컨디션을 계속 유지하기 위해서는 음식 조절을 계속 잘하고, 아이에게 불편한 증상을 가져다주는 음식들은 앞으로도 먹이지 말 것을 강조하였다.

감기는 소아들에게 특히 잘 걸리는 감염성 질환으로 주위 환경과 면역력의 저하가 원인되는 바이러스성 감염 질환이다. 바이러스는 공기 중에 항상 존재하기 때문에 피로나 추위 혹은 체력저하로 인해 면역력이 떨어지면 쉽게 걸리게 된다. 과거에는 2주 이내로 앓으면 감기이고 2주가 넘으면 비염을 의심하였지만 최근에는 감기 증상으로 한 달 이상 고생하는 경우가 많아져서 비염과 구분하는 게 쉽지 않다.

감기는 소아들이 자주 걸리기 때문에 쉬운 질병 같지만 감기로 인한 합병증으로 중이염, 기관지염, 폐렴으로까지 발전할 수 있기 때문에 어린아이일수록 주의를 기울여야 한다. 아이엔여기에서는 면역력이 저하되었을 때 외부 사기의 침입이 쉽기 때문에 감기가 오는 것으로 보며 감기 또한 상초의 균형이 깨진 상초기체증의 하나로 보고 치료하고 있다.

잦은 감기는 면역력이 극도로 저하되어 외부에 나쁜 균들의 침입으로 인해 다른 질병에도 취약할 수 있다는 것을 보여주는 것이다. 그러므로 감기 증상의 개선과 함께 면역력을 강화하는 처방을 해야 한다. 소화 기능 저하나 다른 질병으로 인하여 체력과 면역력을 저하시킬 수 있으므로 관련된 원인 치료를 통해 재발을 방지하고 예방할 수 있도록 해주는 것도 중요하다.

부록

연구 보고서 1

증류한약 Di-BP 099탕(湯)이 비만에 미치는 영향

연구 보고서 2

맑은한약의 검증된 항염 효과

증류한약 Di-BP 099탕(湯)이 비만에 미치는 영향

연구기관 : 한국한의학연구원

1. 연구의 필요성 및 배경

오늘날 우리의 생활양식이 서구화됨에 따라 과거보다 식생활이 인스턴트 경향으로 인체면역기능이 과거에 비해 상당히 약화되어 있고 자동차가 생활화됨에 따라 일일 운동량 부족으로 음식 섭취량보다 에너지 소모가 적어지고 있으며, 일상생활에서 오는 스트레스 등 심인적 요소와 그 밖에 환경위해물질에의 노출위험이 과거에 비해 인체 면역기능이 상당히 약화되어 내분비 질환으로 인한 호르몬의 변화 등의 요인으로 비만이 증가하고 있다.

비만은 과거 수년 전만 해도 풍족한 생활의 상징이었으나 요즘은 당뇨병, 동맥경화, 심장병 등 성인병의 가장 큰 원인이라는 사실이 밝혀지면서 자랑에서 고민으로 바뀌게 되었으며 건강관리의 중요한 체크포인트로 되고 있으며, 최근에는 비만은 사회성을 동반하는 혐오 대상으로 비만하지 않은 사람들도 다이어트에 관심이 고조되고 있다.

건강한 생활의 유지하고 비만을 예방하는 것은 섭취한 음식이 소화, 흡수 대사 과정을 통하여 이상현상을 방지하는 것으로 크게 세 가지 면에서, 1) 소화관에 의한 소화, 흡수 제어의 문제로써 소화관의 식물 인식기구, 소화관 호르몬분비의 제어 및 소장 상피세포의 증식, 분화와 억제에 대한 균형적 조절, 2) 비만에 직접적인 관계가 있는 지방세포의 기능 활성화 및 지방세포 과형성 억제, 그리고 3) 성인병의 예방과 관련이 깊은 운동에 의한 에너지의 효율적 이용이 필요하다.

사람 및 포유동물에는 백색지방조직과 갈색지방조직이 존재하며 양자의 기능이 나 기구는 커다란 차이가 있는데, 최근 백색지방조직의 형성과 축적이 지방의 저장고로의 역할 뿐만 아니라 고혈압이나 당뇨병 유발물질을 생성하는 인자라는 것이 면역학적으로 명확하게 밝혀지고 있어, 갈색지방조직의 기능을 활성화시켜 체내 에너지를 적극적으로 소비하면 비만을 경감하고 방지할 수 있다는 발상이 확립되고 있다.

전지방세포(preadipocyte)인 3T3-L1 세포는 3T3 세포로부터 유래된 세포주로 써 그 생물학적 특성이 잘 밝혀져 있고, 인슐린이나 그와 유사한 유도물질의 존재 하에서 지방세포(adipocyte cell)로 분화하는 성질을 갖고 있어 지방세포의 대사과정은 물론 지방축적과 지방세포의 분화과정을 연구하는 데 널리 사용되고 있다. 3T3-L1 지방세포(adipocytes)는 in vivo에 존재하는 대사성 피이드백 루프에 관련 되어 있는 복잡한 문제와 연루되어 있지 않은 지방세포이어서 비만 및 당뇨의 연구하는 모델로 많이 이용하고 있다.

증류한약은 기존 제법을 보완한 한약의 새로운 제형으로써 무색, 무미의 쓴맛이 없는 것을 특징으로 하고 있으며 어린이부터 어른까지, 남녀노소 누구나 쉽게 복용할 수 있는 새로운 형태의 한약이다. 본 연구에서는 증류한약 Di-BP 099가 비만에 대해 임상적으로 탁월한 효과를 나타내고 있어 이에 대한 객관적인 지표를 얻기 위해 C57BL/6 ob mouse에서 분리한 3T3-L1 전지방세포 모델을 이용하여 증식과 분화에 미치는 영향을 조사하였고, C57BL/6 mouse을 이용하여 동물실험을 하였다.

2. 재료 및 방법

1) 증류한약 Di-BP 099湯의 처방구성

처방을 구성하고 있는 한약재는 행인, 결명자, 고삼, 두충, 녹두, 황백, 나미(찹쌀) 외 수종의 한약재가 기본으로 되어 있다

2) Di-BP 099가 3T3-L1 전지방세포에 미치는 영향

시료의 조제. 섭씨 40~50도의 진공상태에서 약물을 기화하여 만든 증류한약(Di-BP 099)과 증류한약의 원방(HM) 그리고 증류한약의 원방을 동결건조한 분말 엑스시료(HMD)를 만들어 냉장보관하면서 시료로 사용하였다. 건조된 시료는 phosphate buffered saline(PBS, Sigma)에 녹인 후 0.45 μm membrain 필터로 여과하여 검액으로 사용하였다. DHM과 HM은 NaCl로 삼투압을 조정하였다. 세포배양 및 배지. 3T3-L1 세포는 1% fetal bovine serum(FBS), gentamycine(100units/ml), streptomycin(100μg/ml) 등을 첨가한 DMEM에서 배양하였다. 3T3-L1 전지방세포는 배양 2일 간격으로 배양세포 표면을 PBS용액으로 씻어준 후 50ml flask당 1ml의 0.25% trypsin-EDTA 용액을 넣고 실온에서 1분간 처리한 다음 trypsin 용액을 버리고 37℃에서 5분간 보관하여 세포를 탈착하여 계대배양하였다. 탈착된 세포는 1% FBS가 첨가된 DMEM 배양액 10ml에 부유시킨 다음 새로운 배양용기(50ml culture flask)에 옮겨 1 : 20의 split ratio로 CO2 배양기(37℃, 5% CO2)에서 배양하였다. SRB법에 의한 세포증식률 측정. SRB법에 의한 세

포증식률 측정은 Alley 등과 Skehan 등의 방법을 응용하여 사용하였다. 10% FBS가 첨가된 DMEM 배지에서 3일간 배양하고 배양배지를 제거한 후, PBS로 세포표면을 세척하고 0.25% trypsin-EDTA 1ml를 첨가하여 1분간 반응 후, 0.25% trypsin-EDTA를 제거, 10% FBS가 첨가된 DMEM 배양액 5ml를 첨가하여 피펫팅하고 세포부유와 1% trypan blue를 1 : 1로 혼합하여 Haemacytometer로 세포수를 계산하여 5×104cells/ml로 부유시켰다. 세포부유액 100μl씩을 96 well plate의 각 well에 분주하여 well당 5×103 cells/ml의 세포가 접종되게 한 다음 CO2 incubator(5% CO2, 37℃)에서 24시간 배양하여 세포를 부착시킨 후 다시 각 well에 Di-BP 099와 HM은 각각 250, 100, 10 그리고 1μl로 희석하여 첨가하였고, HMD는 250, 100, 10 그리고 1ppm을 첨가하였다. CO2 incubator에서 2일간 배양하여 배양이 끝난 세포에 TCA(Trichloroacetic acid, Aldrich)를 최종 농도가 10%로 되게 첨가하고 4℃에서 1시간 배양하여 세포를 고정시켰다. 증류수로 5회 반복하여 세포를 세척하였다.

건조된 plate의 각 well에 1% acetic acid로 용해시킨 0.1% SRB(Sulforhodamin B. Sigma) 용액 100μl씩 가하여 상온에서 30분 동안 충분히 염색시킨 후 1% acetic acid로 5회 세척하여 공기중에서 건조시켰다. 완전히 건조되면 10mM unbuffered Tris (pH 10.5) 용액을 각 well에 첨가하여 세포단백질에 부착된 SRB 염료를 10분간 잘 용출시키고 균일하게 만든 후 ELISA reader(Spectra340, Molecular Devices) 564nm에서 흡광도(OD)를 측정하여 세포의 증식 정도를 측정하였다.

3T3-L1 세포의 분화율 측정 혈구계산기(Haemacytometer)로 계산된 5×103cells/ml의 세포를 24 well plate의 각 well에 넣고 PBS로 세척한 후 10% FBS을 함유하고 있는 DMEM 배지에서 2일 동안 배양한 후, 새로운 DMEM

배지로 갈아주고 증류한약 Di-BP 099 시료를 각각 100㎕, 10㎕, 1㎕로 첨가하여 5일간 배양하였다. 그리고 인슐린과의 관계를 알아보기 위해, 분화 유도물질인 dexamethasone 0.25μM (DEX, Aldrich), 1-methyl-3-isobutyl-xanthine 0.5mM (MIX, Aldrich), insulin (10$\mu g/ml$, Sigma)이 함유된 DMEM 배지에 증류수로 녹인 Di-BP 099 시료를 각각 100㎕, 10㎕, 1㎕로 첨가하여 5일간 배양하였다. 대조군은 분화 유도물질만이 함유된 DMEM 배지를 사용하였다. 분화 정도의 측정은 Oil-Red-O로 염색하여 측정하였는데, PBS로 2회 세척 후, 10% formalin을 50㎕씩 첨가 (최종 농도 3% formalin)으로 30분간 세포를 고정시키고, 증류수로 3회 반복하여 세척하고, 공기 중에서 건조한 다음 Oil-Red-O로 2시간 동안 염색하였다. 염색후 증류수로 3회 세척하고, 공기 중에서 건조시키고 isopropyl alcohol 100㎕씩 분주하여 1시간 동안 용출시켜 ELISA reader로 510nm에서 흡광도를 측정하였다.

통계적 처리. SRB assay는 대조군의 흡광도에 대한 실험군의 흡광도를 백분율로 환산하여 이항검정 p-value로 처리하였다. 대조군에 대한 p-value는 0.05(*)와 0.01(**) 그리고 0.001(***) 로 유의성을 판정하였다.

3) C57BL/6 mouse를 이용한 동물실험

동물사육. 4주령의 수컷 C57BL/6mouse를 대한바이오링크에서 구입하여 일주일 동안 동물실에서 순화시켜 실험에 사용하였다. 실험동물의 실험군 설정은 일반식이를 섭취하는 대조군, 고지방식이를 섭취하는 대조군, 고지방식이를 섭취하면서 약물을 섭취하는 실험군, 고지방식이를 섭취하면서 비만유도가 된 후 약물을 섭취하는 실험군으로 나누어서 배정하여 10주 동안 사육하였고, 물과 사료는 24시간 동안 자유롭게 섭취할 수 있도록 하였으며 명암의 주기는 12시간 간격으로 조정하였다.

분류	기호	내용
1군	PC	일반식이 (fat 6%) 대조군은 실험 기간 10주 동안 일반 식이 사료와 수돗물을 충분히 공급하여 섭취하게 하였다.
2군	CON	고지방식이 (fat 38.6%) 대조군은 실험 기간 10주 동안 고지방식이 사료와 수돗물을 충분히 섭취하게 하였다.
3군	DMH-1	실험군은 고지 방식이 사료와 약물(증류한약과 수돗물을 1 : 1로 희석)을 10주 동안 충분히 섭취하게 하였다.
4군	DMH-2	실험군은 고지 방식이 사료와 물을 8주 동안 섭취하게 하여 비만유도한 다음 물을 약물(증류한약과 수돗물을 1 : 1로 희석)로 교체하여 2주 동안 충분히 섭취하게 하였다.

※ **표-실험군 분류**

사료. 일반식이와 고지방식이는 Harlan Teklad(Wisconsin, USA)에서 구입하여 실험에 사용하였고, (주)도원아이에서 『증류한약 Di-BP 099』을 공급받아 시료로 사용한다.

체중 및 장기무게 측정. 실험 기간 동안 일주일에 1회씩 동물 전용 체중계를 이용하여 C57BL/6mouse의 체중을 측정하였고, 실험 완료 후 해부하여 간장과 비장의 무게를 측정여 비만에 대한 유의성을 통계학적으로 분석하였다.

혈액생화학적 검사. 실험 완료 후 C57BL/6mouse를 부검하여 심장 채혈로 혈액을 채취한 후 원심분리한 후 혈장을 분리하여 -20℃에 보관하였다가 실험에 사용하였다. 혈장의 ALT, AST, glucose, triglyceride 및 cholesterol의 양을 측정하기 위해 Beckman coulter사와 Hanlantek사의 시약을 사용하였고 생화학분석기(CX-4, Beckman coulter, USA)를 이용하여 측정하였다.

통계적 처리. 비만에 대한 유의성은 이항검정 p-value로 처리하였다. 대조군에 대한 p-value는 0.05 (*)와 0.01 (**) 그리고 0.001 (***) 로 유의성을 판정하였다.

3. 결과 및 고찰

1) Di-BP 099가 3T3-L1 전지방세포에 미치는 영향

3T3-L1세포가 지방세포로 분화되기 전단계인 전지방세포의 증식률에 미치는 영향을 조사한 결과는 Fig. 1과 Table 1에 정리하였다. Di-BP 099에서 250과 100㎕에서 $p < 0.001$로 억제하였고, HM은 250, 100과 10㎕에서 각각 $p < 0.001$로 증식률을 억제하였다. HMD는 100 와 250ppm에서 $p < 0.001$로 생존율을 억제하였으며 10ppm에서는 $p < 0.05$로 증식률을 억제하였다(Fig. 1).

Table 1에서는 50-250㎕ 혹은 50-250ppm사이의 간격을 50씩으로 하여 시험한 결과 증류한약이 전지방세포 3T3-L1 세포의 증식을 억제하는 데 탁월한 효과를 보여 주었고, Fig. 1의 결과를 재확인하여 주었다.

여러 가지 인자가 관여하고 있는 전지방세포의 증식단계에서 본 실험에서 사용한 증류한약을 응용한다면, 지방세포의 지방생산을 조절하거나, 에너지의 과승섭취로 인한 과다한 지방생산과 축적을 억제시킬 수 있다고 사료된다. Di-BP 099와 HM는 각각 1, 10 그리고 100㎕로 처리하였고, HMD는 1, 10 그리고 100ppm을 농도로 처리하였다. 대조군은 분화유도물질(DEX 0.25μM, MIX 0.5mM, 인슐린 10ug/ml)만을 첨가한 것을 100%로 하였다. Di-BP 099는 분화유도물질들을 첨가하거나 첨가하지 않고 분화정도를 백분율로 환산하여 측정하여, 대조군에 비해 유의성 있게 분화를 촉진시키는 지를 확인하였다.

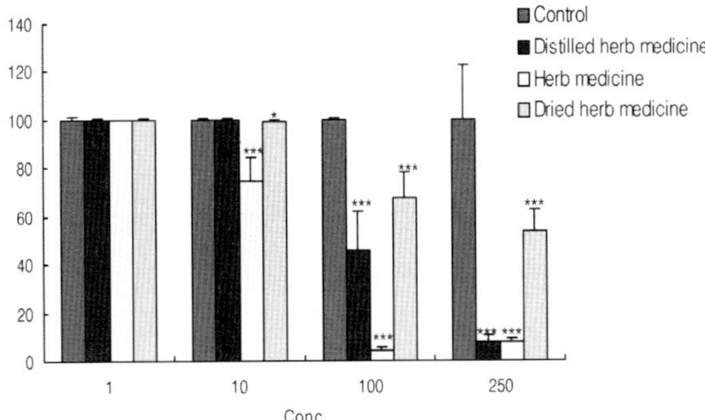

Fig. 1 The effect of traditional herbs on the proliferation of 3T3-L1 cells

a) Each value represents mean ± standard error of 6 determinations, respectively. Significantly different from control group(*: p⟨0.05, ***: p⟨0.001)

1) Distilled herb medicine Di-BP 099

2) Herb medicine of Di-BP 099

3) Freeze dried from herb medicine of Di-BP 099 (1mg/ml)

Table 1. The inhibition effect of distilled herb medicine on the proliferation of 3T3-L1 cells by SRB assay

Conc. Group	50μℓ	100μℓ	200μℓ	250μℓ
Control	100.00±0.69	100.00±1.52	100.00±21.73	100.00±17.67
Di-BP 099[1]	90.95±6.24**	41.49±0.61***	45.59±16.05***	5.91± 1.14***
HM[2]	10.13±1.11***	20.60±4.41***	12.35± 1.56***	10.75± 2.36***
HMD[3]	66.79±8.79***	79.18±9.10***	59.32± 5.69***	34.20± 4.37***

a) Each value represents mean ± standard error of 6 determinations, respectively.

Significantly different from control group(**: p〈0.01, ***: p〈0.001)

1) Distilled herb medicine Di-BP 099

2) Herb medicine of Di-BP 099

3) Freeze dried from herb medicine of Di-BP 099 (1mg/ml)

Table 2. Effect of distilled herb medicine on the adipocyte differentiation of 3T3-L1. At the confluent stage of 3T3-L1, the medium was changed by DMEM/FBS medium contained inducers (dexamethasone and 1-methyl-3-isobutylxanthine and insulin) and sampls and then culture plate was incubated for 48 hours. After 48 hours, the medium was changed by DMEM/FBS contained inducers and extracts, and then culture plate was incubated for further 5 days.

Group \ Conc.	$1\,\mu\ell$	$10\,\mu\ell$	$100\,\mu\ell$
Control	100±8.00	100±18.86	100±10.10
Di-BP 099[1]	73.31±15.45*	77.82±14.35	76.15± 8.47*
HM[2]	65.24± 8.46**	54.71±13.71*	49.15±6.15***
HMD[3]	84.30±9.16	89.54±12.62	59.28±19.55*

a) Each value represents mean ± standard error of 6 determinations, respectively.

Significantly different from control group(*: p〈0.05, **: p〈0.01, ***: p〈0.001)

1) Distilled herb medicine Di-BP 099

2) Herb medicine of Di-BP 099

3) Freeze dried from herb medicine of Di-BP 099 (1mg/ml)

3T3-L1 전지방세포를 계대배양과 동일한 방법으로 완전히 채워질 (confluent 상태) 때까지 배양하여 DMEM/FBS 배지로 새로 바꾸고 분화유도물질을 처리하고 시료를 넣어 2일 동안 전기배양한 후, 다시 시료와 분화유도물질이 함유되어 있는 새로운 DMEM/FBS 배지로 교체하여 후기배양한 결과, Di-BP 099는 100과 $1\mu l$에서 각각 $p < 0.05$로 분화를 억제하였고, HM은 100과 $1\mu l$에서 각각 $p < 0.001$과 $p < 0.01$로 분화를 억제하였지만, $10\mu l$에서는 $p < 0.05$로 분화를 억제하였다. HMD는 10 그리고 1ppm에서는 유의성이 없는데, 100ppm에서는 $p < 0.05$로 분화를 억제하였다(Table 2).

3T3-L1 전지방세포를 동일한 방법으로 배양하여 분화유도물질들을 넣지 않고 시료만 첨가하여 전기배양 후, 다시 한약재 추출 시료가 함유되어 있는 새로운 DMEM/FBS 배지로 교체하여 후기배양한 결과, Di-BP 099는 100과 $10\mu l$에서보다 $1\mu l$에서 $p < 0.001$로 강하게 분화를 억제하였다. HM은 100, 10 그리고 $1\mu l$에서 각각 $p < 0.001$로 분화를 억제하였고, 또한 HMD도 100과 1ppm $p < 0.001$로 분화를 억제하였고, 10ppm에서 $p < 0.01$로 분화를 억제하였다(Table 3).

도립현미경에 의해 DHM $1\mu l$에서 분화를 억제하는 것을 관찰하였는데, 정상 3T3-L1 세포(A)는 조밀하게 세포가 분포되어 있는 것에 비해 증류한 약에 의해 억제되어진 3T3-L1 세포(B)는 세포의 활성이 떨어져 움직임이 비교적 둔화되어 있음을 관찰할 수 있었다(Fig. 2).

Table 3. Effect of distilled herb medicine on the adipocyte differentiation of 3T3-L1. At the confluent stage of 3T3-L1, the medium was changed by DMEM/FBS medium contained sampls and then culture plate was incubated for 48 hours. After 48 hours, the medium was changed by

DMEM/FBS contained extracts, and then culture plate was incubated for further 5 days.

Conc. Group	1 $\mu\ell$	10 $\mu\ell$	100 $\mu\ell$
Control	100±8.00	100±18.86	100±10.10
DHM[1]	24.77± 5.52***	36.38±5.48**	54.63±15.95**
HM[2]	28.00± 4.26***	29.99±6.41***	23.11± 2.90***
HMD[3]	35.41± 4.16***	48.69±5.47**	17.91± 4.67***

a) Each value represents mean ± standard error of 6 determinations, respectively.

Significantly different from control group(**: $p < 0.01$, ***: $p < 0.001$)

1) Distilled herb medicine Di-BP 099

2) Herb medicine of Di-BP 099

3) Freeze dried from herb medicine of Di-BP 099 (1mg/ml)

Table 3의 결과는 도립현미경에 의해 Di-BP 099의 각 농도에서 검경하였는데, 정상 3T3-L1 세포(C)는 조밀하게 세포가 분포되어 있는 것에 비해 증류한약에 의해 농도 비의존적으로 억제되어진 3T3-L1 세포 C와 D는 세포의 활성이 상당히 떨어져 움직임이 둔화되어 $p < 0.001$에서는 세포가 듬성듬성 떨어져 있음을 관찰할 수 있었다(Fig. 3).

지방세포의 형성과정은 전지방세포의 증식과정, 전지방세포로부터 지방세포로 분화과정, 그리고 성숙과정으로 크게 대별할 수 있고, 각각의 단계는 여러 인자에 의해서 제어되고 있고, 비만은 지방세포가 과형성되는 과정을 거쳐 지방조직이 비대화되는데, 전지방세포의 증식과 분화단계가 중요한 비만형성의 제어점이라 할 수 있다.

전지방세포의 증식 및 지방세포로의 분화에 영향을 미치는 물질을 탐색하고 그 작용과정을 밝히는데 3T3-L1 세포를 이용하여 실험한 결과 retinol, retinoic acid, vitamin D group, vitamin E, nicotinamide, phorbol ester, dihydroteleocidin B, lithium 등은 전지방세포의 지방세포로의 분화를 억제하지만, 이와는 달리 ascorbate, hemin, cadmium, corticosteone, cAMP 등은 지방세포로의 분화를 촉진시킨다는 사실이 밝혀져 지방세포의 분화과정을 자세하게 이해할 수 있는 수준까지 되었다.

이러한 점에 착안하여, 본 연구에서는 전지방세포의 증식과 분화 및 지방세포의 지방생산을 조절하거나, 에너지의 과승섭취로 인한 과다한 지방생산과 축적을 억제시켜 지방조직의 비대화를 억제시키는 제어점을 전략화하여 증류한약이 비만억제에 미치는 영향을 조사하였다. 즉, 지방세포의 형성과정에서 전지방세포로 증식하는 단계와 분화단계를 억제할 수 있다면 지방조직의 비대를 예방하고 비만을 치료할 수 있다고 판단하여, 3T3-L1 세포를 이용하여 증류한약이 비만에 밀접한 관계를 가지고 있는 전지방세포의 증식과 분화에 대한 효과을 검토하였다.

증류한약은 분화유도물질과 함께 처리한 때보다 분화유도물질이 없이 단독으로 처리한 때 지방세포의 분화를 더 억제하고 있는데, 분화유도물질의 존재 시에는 분화를 촉진시키고 있다. 분화유도물질이 급격히 상승할 때 "일시적인 세포의 분화를 촉진하는 것이 아닌가" 하고 추정되나 자세한 기전은 추후 연구되어야 할 것이다.

이 결과들을 보면, 세포의 분화를 촉진시키는 유도물질의 작용점에서 세포분화의 조절이 가능함을 암시하고 있으며, 초기배양단계에서 검액과 유도물질 사이에 상호작용을 하고 있다고 추측되고 있다. 비만(obesity)은 단순한 과잉체중(overweight)과는 달리 체내지방의 과잉축적이며 이러한 비만에는 지방세포 수의 변화없이 세포가 비후되는 세포비대형 비만

(hypertrophic obesity)과 지방세포의 수와 크기가 증가한 세포과다증식 및 세포비대형 비만(hyperplastic-hypertophic obesity)등이 있어 비만은 지방세포의 이상과 밀접하게 관련되어 있는 것으로 알려져 있다. 완전히 분화된 지방세포에서는 triglyceride가 세포중량의 95% 정도를 차지하며 세포내부에 많은 수의 잘 발달된 지방과립낭이 포함되어 있고 신경조절 및 호르몬조절에 반응하여 매우 활발한 대사를 한다. 이런 지방세포는 결합조직의 세포로부터 분화되어 나오며, 분화된 지방세포내에 존재하는 지방은 지방세포 자체가 합성한다는 사실과 insulin 및 glucocorticoid 호르몬이 지방세포의 분화와 지방생산 및 축적을 유발시킨다는 것은 알려져 있다.

이상의 결과를 정리해 보면, 증류한약은 전지방세포 3T3-L1에 대해 증식과 분화를 현저하게 억제하는 작용이 확인되어 증류한약이 비만에 탁월한 효과가 있음이 확인되었고, 증류한약이 in vivo에서 비만에 미치는 영향을 검토할 필요성이 있다.

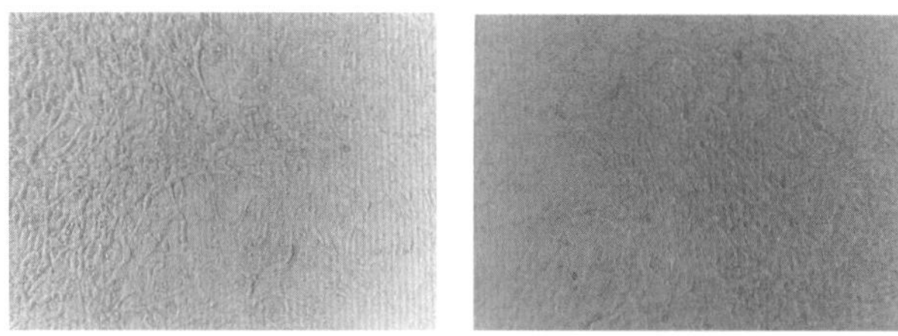

Fig. 2 Effect of distilled herb medicine on the adipocyte differentiation of 3T3-L1 with inducer.

A : Normal 3T3-L1 cells

B : Inhibited 3T3-L1 cells by 1 μl of Di-BP 099 (p〈0.05)

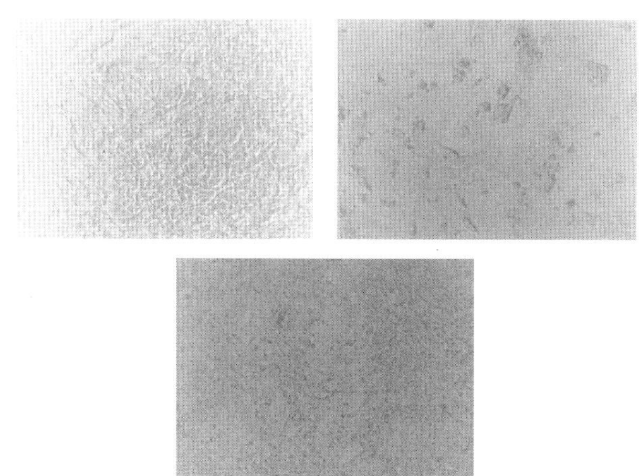

Fig. 2 Effect of distilled herb medicine on the adipocyte differentiation of
3T3-L1 without inducer.

C : Normal 3T3-L1 cells

D : Inhibited 3T3-L1 cells by 1 μl of Di-BP 099 (p$\langle$0.001)

E : Inhibited 3T3-L1 cells by 100 μl of Di-BP 099 (p$\langle$0.01)

2) C57BL/6 mouse를 이용한 동물실험

증류한약 Di-BP 099가 전지방 세포 3T3-L1의 증식과 분화에 대해 유의성
있는 효과를 나타내어서 수컷 C57BL/6 mouse를 4개군으로 나누어 비만에
대한 효과를 실험하였다. 실험군 설정은 일반식이를 섭취하는 대조군(PC),
고지방식이를 섭취하는 비교대조군(CON), 고지방식이를 섭취하면서 Di-
BP 099를 섭취하는 실험군(DHM-1), 고지방식이를 섭취하면서 비만유도
가 된 후 Di-BP 099를 섭취하는 실험군(DHM-2)으로 나누어 10주 동안 실
험하였다.

식이에 의한 체중변화는 Fig. 3로 도식화 되었는데, 고지방식이 (fat

38.6%) 대조군인 CON의 체중은 실험 기간 동안 계속 증가하였는데, 실험 동물을 순화시킨 1주(3/8)를 제외한 5주부터 일반식이 (fat 6%) 대조군인 PC에 비해 체중에 대해 차이나기 시작해서 7주부터는 현격한 차이를 보였다. 비교대조군 CON은 급격한 체중증가를 보였지만 대조군 PC는 체중증가율도 완만하였고 4주부터 8주 때까지는 체중의 거의 증가하지 않은 경향을 보이기도 하였다. 이 결과에서 수컷 C57BL/6mouse에서 고지방식이 (fat 38.6%)에 의한 비만유도는 정상적으로 되었다고 판단하였다.

대조군 PC보다 비교대조군 CON, 증류한약을 투여한 DHM-1군과 DHM-2군들이 4주까지 체중이 낮았는데 C57BL/6mouse들이 일반사료에 익숙해져 있어 고지방식이 사료를 거부하는 경향으로 체중 증가율이 후 큰 변화를 보이지는 않았다고 사료된다.

증류한약을 투여한 DHM-1군은 비교대조군 CON에 비해 3주 때에 유의성 있는 체중감소를 보였지만 이는 마우스들이 사료를 기피하는데 기인한 일시적인 경향이었지만. 비만유도가 정상적으로 발생한 2주 후인 7주와 4주 후인 9주에는 통계적으로 유의성 있는 $p < 0.05$로 체중감소를 나타냈고 8주에는 $p < 0.001$로 현격한 체중감소를 보였다. 전반적으로 실험 종료 때까지 체중을 감소시켜 흥미로운 결과를 얻을 수 있었다.

증류한약을 투여한 DHM-2군은 비교대조군 CON에 비해 현저한 차이가 없으나 체중을 감소시키는 경향을 보였는데, 증류한약 Di-BP 099가 투여된 시점이 실험 종료 2주 전인 것을 감안할 때 좀 더 실험 기간을 연장한다면 유의성 익는 체중감소가 기대할 수 있다고 생각한다.

수컷 C57BL/6mouse를 10주간 고지방식이 사료와 증류한약 Di-BP 099로 사육한 후 해부하여 간장과 비장을 적출하여 무게를 측정한 결과, 증류한약 Di-BP 099을 투여한 DHM-1군은 간에서 비교 대조군(CON)에 비해 $p < 0.05$

로 유의성 있게 무게가 감소하였고, DHM-2군은 간과 비장에서 비교 대조
군(CON)에 비해 p〈0.05로 유의성 있게 무게가 감소하였다(Table 5).

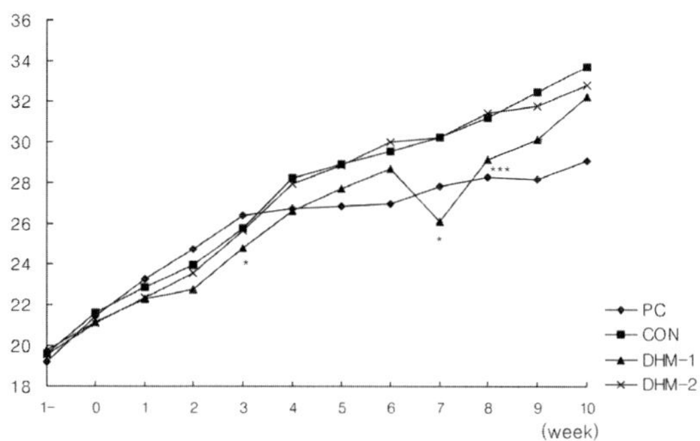

Fig 3. The body weights in C57BL/6 mice after 10weeks on the diets.

a) Each value represents mean ± standard error of 6 determinations,
respectively.

Significantly different from control group(*: p〈0.05, ***: p〈0.001)

Table 5. The liver and the spleen weights in C57BL/6 mice after 10weeks

Test Group	Liver	Spleen
Positive control	1.393±0.259	0.099±0.071
Control	1.281±0.123	0.090±0.049
DHM-1	1.173±0.097*	0.071±0.013
DHM-2	1.138±0.124*	0.060±0.008*

a) Each value represents mean ± standard error of 6 determinations,
respectively.

Significantly different from control group(*: p〈0.05)

혈액생화학적 검사는 혈장의 ALT, AST, glucose, triglyceride 및

cholesterol

혈액생화학적 검사는 혈장의 ALT, AST, glucose, triglyceride 및 cholesterol의 양을 측정하였는데(Table 6), 비교 대조군(CON)에 비해 DHM-1군과 DHM-2군은 Plasma AST, ALT, 그리고 cholesterol에 대해서는 CONrns과 별 차이가 없었는데, glucose가 증가하였다. 이는 수도수를 음용한 CON군에 비해 증류한약 Di-BP 099을 음용한 군들이 glucose가 증가한 이유는 Table 3에서 볼 수 있듯이, insulin 억제효과에 의한 것으로 사료된다. DHM-1군과 DHM-2군은 Triglyceride가 현저하게 p〈0.001로 감소하고 있어 비만에 효과가 있음을 뒷받침해 주는 결과라고 판단하고 있다.

Table 6. Plasma AST, ALT, cholesterol, triglyceride and glucose concentration in C57BL/6 mice after 10 weeks on the diets

Test Item	Control	DHM-1	DHM-2
AST	229.83±66.83	195.20±43.30	210.77±69.96
ALT	31.67±6.53	34.00±6.50	35.30±13.43
Cholesterol(mg/dℓ)	123.00±17.27	123.5±8.81	128.00±13.69
glucose(mg/dℓ)	165.33±16.54	193.6±26.41*	208.79±29.62**
Triglyceride(mg/dℓ)	59.00±11.86	36.8±9.74***	30.71±12.00***

a) Each value represents mean ± standard error of 6 determinations, respectively.

Significantly different from control group(*: p〈0.05, **: p〈0.01, ***: p〈0.001)

4. 요약

증류한약 Di-BP 099에 대한 비만억제 효과가 있음을 3T3-L1 세포와 고지방식(fat 38.6%)로 비만을 유도한 수컷 C57BL/6mouse에서 확인하였는데;

1) 3T3-L1 전지방 세포를 모델로 하여 증류한약 Di-BP 099가 비만에 미치는 영향을 조사한 결과 아래와 같이 효과적으로 증식과 분화를 억제하고 있음을 보여 주었다.

(1) 3T3-L1 전지방 세포의 증식율에 미치는 영향을 조사한 결과는 증류한약 Di-BP 099는 250과 100㎕에서 p<0.001로 억제하였다.

(2) Di-BP 099는 분화유도물질들을 첨가하여 Di-BP 099가 3T3-L1 지방세포의 분화정도를 측정한 결과, Di-BP 099는 100과 1㎕에서 각각 p<0.05로 분화를 억제하였다.

(3) Di-BP 099는 분화유도물질들을 첨가하지 않고 Di-BP 099가 3T3-L1 지방세포의 분화정도를 측정한 결과, Di-BP 099는 100과 10㎕에서보다 1㎕에서 p<0.001로 강하게 분화를 억제하였다

2) 수컷 C57BL/6mouse를 고지방식이(fat 38.6%)로 비만을 유도하고 증류한약 Di-BP 099의 효과를 실험한 결과 아래와 같은 비만억제 효과의 결과를 얻을 수 있었다.

(1) 고지방식이를 섭취하면서 Di-BP 099를 섭취하는 실험군인 DHM-1은 비만유도가 정상적으로 발생한 2주 후인 7주와 4주 후인 9주에는 통계적으로 유의성 있는 p<0.05로 체중감소를 나타냈고 8주에는 p<0.001로 현격한 체중감소를 보였고, 전반적으로 실험 종료 때까지 체중을 감소시켰다.

(2) 간장과 비장을 적출하여 무게를 측정한 결과, 증류한약 Di-BP 099을 투여한 DHM-1군은 간에서 비교 대조군(CON)에 비해 p<0.05로 유의성 있게 무게가 감소하였고, 고지방식이를 섭취하면서 비만유도가 된 후 Di-BP

099를 섭취하는 실험군인 DHM-2군은 간과 비장에서 비교 대조군(CON)에 비해 $p < 0.05$로 유의성 있게 무게가 감소하였다.

(3) 혈액생화학적 검사는 혈장의 ALT, AST, glucose, triglyceride 및 cholesterol의 양을 측정하였는데, 비교 대조군(CON)에 비해 DHM-1군과 DHM-2군은Triglyceride가 현저하게 $p < 0.001$로 감소하였다.

참고 문헌,

(생략)

232

맑은한약의 검증된 항염 효과

– 증류한약(JR)의 항염 효능 연구

연구 책임자 : 가천대학교 병리학 교실 박완수 교수

1. 연구의 목적

'증류한약(JR)'과 증류한약을 제조하기 위한 '원료한약탕액(JT)'의 항염 효능 규명을 위하여 실험연구를 진행하고 유의한 결과를 얻었기에 이에 보고하는 바이다.

2. 연구의 내용 및 방법

1) 기기와 시약

본 실험에 사용되는 시약 중 MTT 시약과 Dimethyl Sulfoxide(DMSO)는 Sigma로부터, multiplex cytokine assay kit는 Bio-rad(USA)와 Panomics(USA)로부터 구입하여 사용하였다. 각 시약의 품질은 분석용 등급 이상의 것으로 하여 사용하였다. 본 실험에 사용된 주요 실험기기는 rotary vacuum evaporator(Eyela, Japan), freeze dryer(Eyela, Japan), microplate reader (Bio-rad), CO2 incubator(Sanyo,Japan), Bio-

233

plex200(Bio-rad) 등이다.

2) 시료의 제조

환자에게 투여되는 액상 형태의 증류한약 자체를 세포배양액에 10배 (JR10), 100배(JR100), 500배(JR500), 1000배(JR1000) 희석하여 시료로 사용하였다. 또한 증류한약 제조를 위한 원료한약 탕액을 감압농축과 동결 건조의 과정을 거쳐 건조시료를 제조하고, 세포배양액을 이용하여 25µg/mL(JT25), 50µg/mL(JT50), 100µg/mL(JT100), 200µg/mL(JT200)의 농도로 준비한 뒤 실험에 사용하였다. 제조된 시료들은 모두 in vitro 실험 전에 0.2 µm filter membrane로 추가여과한 뒤 실험을 진행하였다.

3) 세포 배양(cell culture)

실험에 사용되는 세포주는 mouse macrophage cell line(RAW264.7 cells) 이며 37℃, 5% CO2 조건에서 10% fetal bovine serum(FBS), penicillin(100 U/mL), streptomycin(100 µg/mL)이 첨가된 Dulbecco's Modified Eagle's Media(DMEM) 배지에서 배양되었다.

4) 세포생존율 검사(cell viability assay)

각각의 시료가 RAW264.7의 세포생존율(cell viability)에 미치는 영향을 알아보기 위하여 MTT assay를 실시하였다. 96well plate에 세포들을 안정화시킨 후, 각각의 시료를 24시간 동안 처리하고 MTT assay를 실시하여 세포의 생존율에 미치는 시료의 영향을 조사, 비교하였다.

5) 일산화질소(nitric oxide) 생성 조사

각각의 시료가 RAW264.7의 nitric oxide(NO) 생성에 미치는 영향을 알아보기 위하여 Griess reagent assay를 실시하였다. 96well plate에 세포들을 안정화시킨 후 시료 단독 혹은 lipopolysaccharide(LPS; 1µg/mL)와 함께 24시간 동안 배양하였다. 배양이 끝나면 상등액을 채취하여 griess 시약을 이용, 생성된 NO의 양을 조사, 비교하였다.

6) 면역단백질 생성 조사

다중면역단백분석법(multiplex bead-based cytokine assay)을 이용하여 LPS로 유발된 RAW264.7의 다양한 사이토카인 생성 증가에 미치는 각 시료들의 영향을 조사, 비교하였다. 96well plate에 세포들을 안정화시킨 후, LPS와 각 시료들을 24시간 동안 배양하였다. 배양이 끝나면 상등액을 채취하여 Bio-Plex suspension array system과 multiplex cytokine assay kit(Bio-rad; Panomics)을 이용, 다중면역단백분석법을 실시, RAW264.7의 면역단백질의 생성에 대한 시료의 영향을 조사, 비교하였다.

7) 통계 처리

실험 성적은 평균치 ± 표준편차(Mean ± SD)로 나타내었으며, 대조군과 각 실험군과의 평균의 차이는 Student t-test로 분석하여 P〈0.05일 때 통계적으로 유의한 것으로 판정하였다.

3. 연구 결과 및 고찰

1) JR과 JT가 RAW264.7의 세포생존율과 NO 생성에 미치는 영향

JR과 JT 모두 RAW264.7의 세포생존율을 통계적으로 유의하게 감소시키지 않았으며, 특히 JR은 RAW264.7의 NO 생성을 유의하게 억제하는 것으로 나타났다(Figure 1).

〈표 1〉 항염 효과

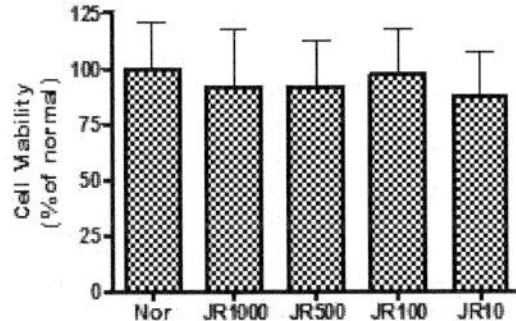
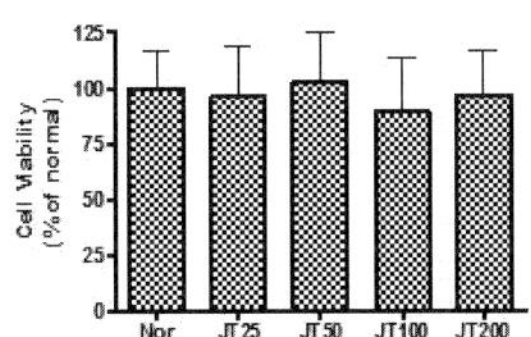

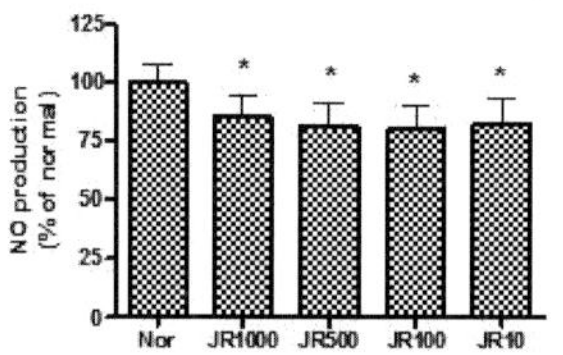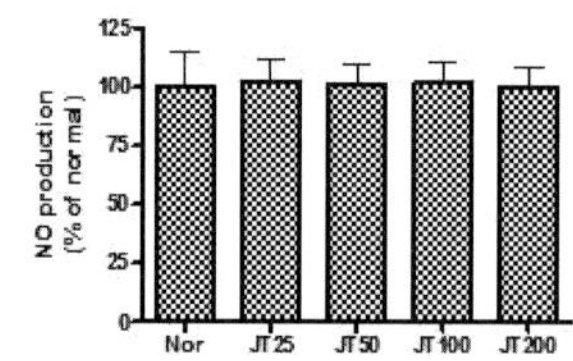

2) JR과 JT가 LPS로 유발된 RAW264.7의 세포생존율 감소와 NO 생성 증가에 미치는 영향

JR과 JT를 LPS와 함께 24시간 동안 배양한 후 RAW264.7의 세포생존율과 NO 생성을 조사하였다. JR은 LPS로 유발된 RAW264.7의 세포생존율 감소를 유의하게 증가시켰으나, JT는 유의한 변화를 나타내지 않았다. JR과 JT 모두 LPS로 유발된 RAW264.7의 NO 생성 증가를 유의하게 억제시켰다(Figure 2).

〈표 2〉 항염 효과

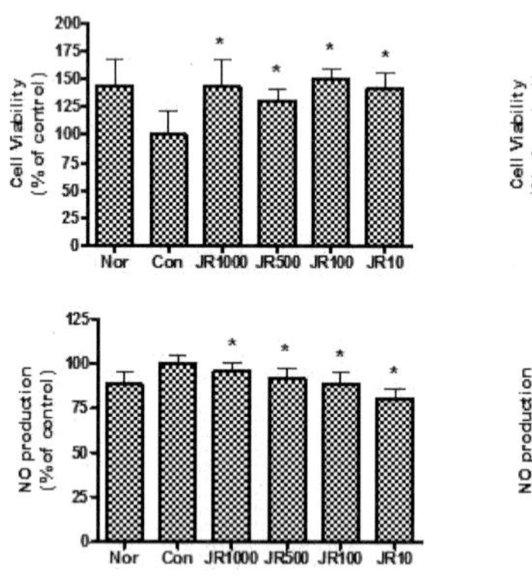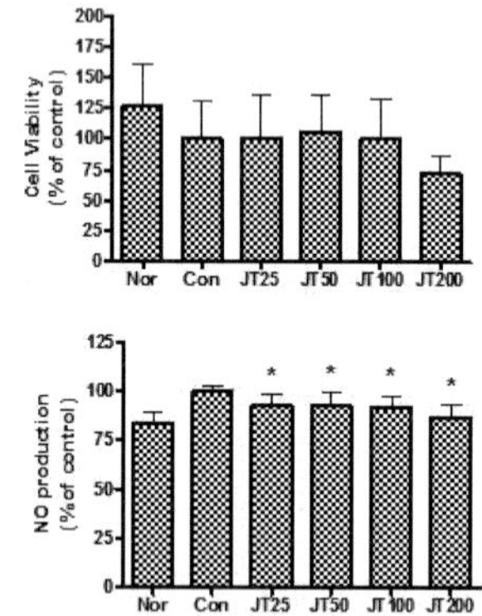

3) JR과 JT가 LPS로 유발된 RAW264.7의 ctokines 생성 증가에 미치는 영향

JR과 JT가 LPS로 유발되는 RAW264.7의 cytokine 생성 증가에 미치는 영향을 조사, 비교하였다(Figure 3). 즉 LPS는 RAW264.7의 Granulocyte macrophage colony-stimulating factor(GM-CSF), interferon-inducible

236

protein-10(IF-10), LPS-induced chemokine(LIX), vascular endothelial growth factor(VEGF)를 유의하게 증가시켰으며, 이 중 GM-CSF의 생성 증가에 대해서 JR과 JT 모두 유의하게 억제하였다. IP-10의 생성 증가에 대해서는 JR500, JR100, JR10이 유의한 억제를 나타내었으나 JT는 유의한 억제를 나타내지 않았으며, 오히려 JT25와 JT200은 유의하게 IP-10의 생성을 증가시켰다. LPS에 의한 LIX의 생성 증가에 대해서는 JR100과 JR10, 그리고 JT100이 유의한 억제를 나타내었으며, VEGF의 생성 증가에 대해서는 JR100과 JR10, 그리고 JT200이 유의한 억제를 나타내었다.

〈표 3〉 항염 효과

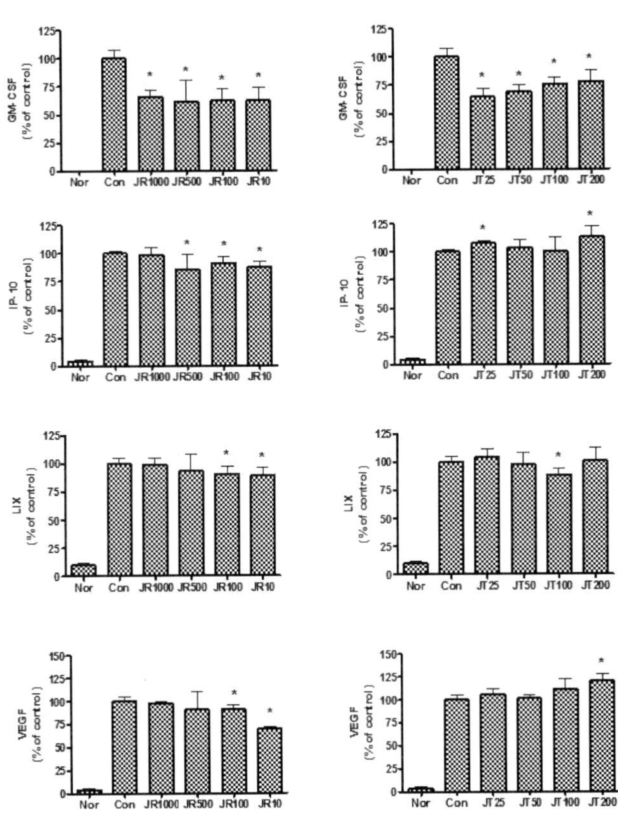

237

위와 같은 실험결과는 JR이 대식세포에 독성을 유발하지 않으면서도 LPS와 같은 세균유래 내독소에 의해서 촉발되는 NO와 ctyokine들의 생성 증가를 억제함으로써 JR이 면역력을 약화시키지 않으면서도 과도한 염증 발생을 억제하는 효능을 가지고 있음을 의미한다. 즉 LPS와 같은 병원성 물질들은 대식세포의 세포생존율을 저하시키면서 동시에 대식세포로부터 각종의 염증 인자생성을 폭발적으로 증가시킴으로써 인체 내의 다양한 염증반응을 촉발하는 작용을 하는데, 이렇게 염증반응 중 생성이 증가되는 중요한 염증 인자가 일산화질소(NO)와 사이토카인(cytokine)이다.

다양한 염증 인자 중 NO와 IP-10 등은 알츠하이머성 치매, 파킨슨병 등의 퇴행성뇌질환 등에서 증가하는 것으로 알려져 있으며, GM-CSF는 천식과 같은 호흡기질환과 알러지 등에서 증가하는 것으로 알려져 있다. 또한 LIX의 증가는 각막염이나 방광염의 발생과 관련되는 것으로 알려져 있으며, VEGF는 혈관신생에 관여되는 cytokine으로 자궁내막증의 환자에서 증가하는 것으로 알려져 있다. 그러므로 LPS로 유발되는 대식세포의 NO, IP-10, GM-CSF, LIX, VEGF의 생성 증가에 대한 JR의 억제효과는 LPS와 같은 감염성 물질로 촉발되거나 악화되는 인체 염증질환의 증상완화에 JR이 기여할 수 있을 것으로 해석되는 바이다.

4. 결론

증류한약 JR은 마우스 대식세포에 세포 독성을 나타내지 않으면서, LPS로 유발되는 염증 인자들(NO, IP-10, GM-CSF, VEGF, LIX)의 생성 증가를 유의하게 억제하는 등의 항염 효능(anti-inflammatory effect)을 가지고 있는 것으로 나타났다. 앞으로 JR의 항염 효능에 대한 더 자세한 기전 규명을 위해 심도 깊은 연구가 요구되는 바이다.

한약의 혁명

맑은한약

지은이_ 채기원 외 14명
펴낸이_ 조현석
펴낸곳_ 북인
책임진행_ 홍서여
디자인_ 김왕기

1판 1쇄_ 2013년 05월05일
출판등록번호_ 313-2004-000111
주소_ 121-842 서울 마포구 서교동 467-4 301호
전화_ 02-323-7767
팩스_ 02-323-7845

ISBN 978-89-97150-54-0   03510